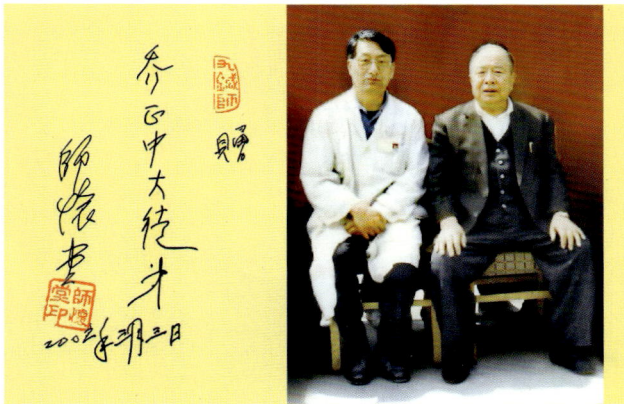

▶ 乔正中教授与新九针创始人师怀堂合影

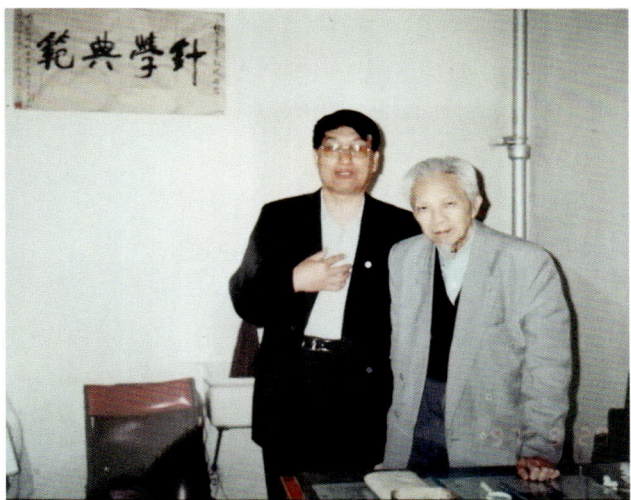

◀ 乔正中教授与中国工程院院士、首届国医大师程莘农合影

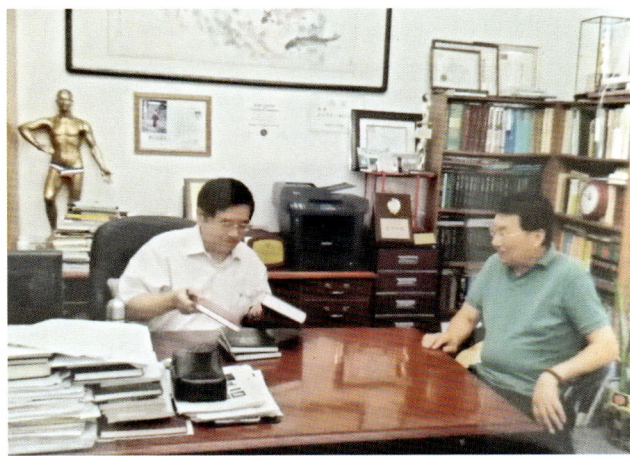

▶ 乔正中教授与著名董氏针灸传人杨维杰医师合影

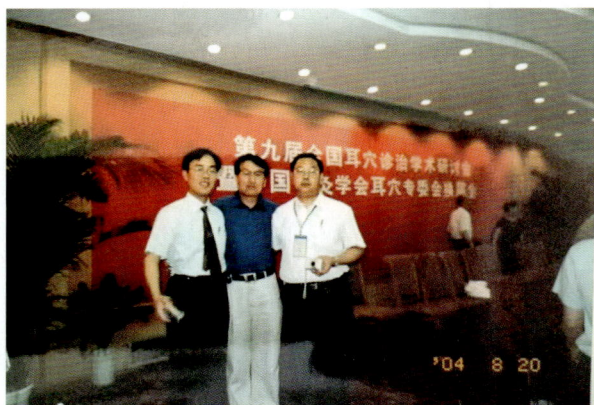

乔正中教授（中）与赵百孝教授（左）、▶
高树中教授（右）合影

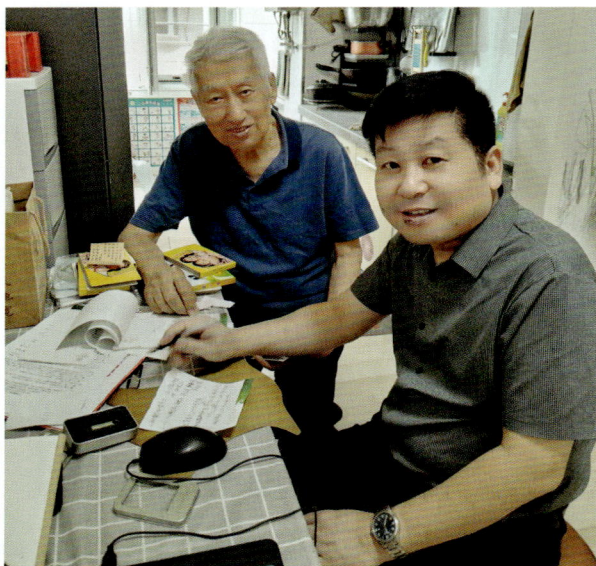

◀乔正中教授与杨朝义医师交流书稿
内容

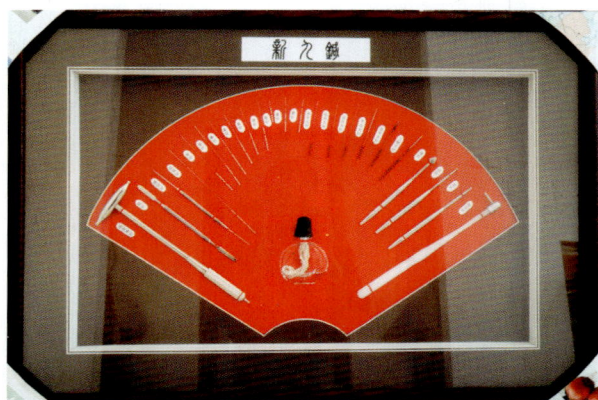

新九针针具 ▶

乔正中新九针临床秘验录

主编　乔正中　杨朝义

传承新九针

针尖度春秋

中国健康传媒集团
中国医药科技出版社

内 容 提 要

　　新九针是在继承发展《内经》九针基础上，保留其优点，摒弃其不足，根据临床实践进一步完善和发展而来。本书分三篇，理论篇介绍古代九针、新九针之构造以及功效等；临床秘验篇以疾病为纲，介绍新九针在临床各科疾病中的应用方案；临床病案篇则为乔正中教授应用新九针治疗临床各科疾病之实践病案。本书理论与实践兼备，对指导临床治疗有重要意义，可供中医针灸临床工作者、中医院校师生、针灸爱好者学习参考。

图书在版编目（CIP）数据

　　乔正中新九针临床秘验录 / 乔正中 , 杨朝义主编 .
北京 : 中国医药科技出版社 , 2025. 4. –– ISBN 978–7
–5214–5229–7

　　Ⅰ . R245.31

　　中国国家版本馆 CIP 数据核字第 20256H8F88 号

美术编辑　　陈君杞
版式设计　　也　在

出版　**中国健康传媒集团** | 中国医药科技出版社
地址　北京市海淀区文慧园北路甲 22 号
邮编　100082
电话　发行：010–62227427　邮购：010–62236938
网址　www.cmstp.com
规格　710 × 1000 mm $^1/_{16}$
印张　13 $^3/_4$
字数　250 千字
版次　2025 年 4 月第 1 版
印次　2025 年 4 月第 1 次印刷
印刷　大厂回族自治县彩虹印刷有限公司
经销　全国各地新华书店
书号　ISBN 978–7–5214–5229–7
定价　**49.00 元**

获取新书信息、投稿、
为图书纠错，请扫码
联系我们。

编 委 会

主　编　乔正中　杨朝义
副主编　乔环宇　陈腾恰　黄绍良
编　委（按姓氏笔画排序）
　　　　　刘秀丽　李颖慧　张维慧　鞠龙秀

前　言

　　"九针"是《内经》时代针灸医家们所用的针具。《灵枢·九针论》曰："九针者，天地之大数也，始于一而终于九。"《灵枢·官针》载曰："凡刺之要，官针最妙。九针之宜，各有所为，长短大小，各有所施。""九针"因有九种不同形状、不同用途，故称之为"九针"。其中破皮泻热用镵针，破痈排脓用铍针，除治暴痹用员利针，辅助正气用毫针，刺深邪远痹用长针，治关节肿大用大（火）针，按摩分肉用员针，按压经脉与标定穴位用鍉针，放血用锋针。毫针也是古代九针之一，临床应用最广，为历代针灸医家所重视，毫针可刺全身腧穴。

　　新九针是我国著名针灸医家、山西省针灸研究所创始人师怀堂教授经50余年潜心研究的一类新型实用针具，故又称为怀堂九针、师氏九针。新九针继承发展了《内经》时代的九针，保留了古九针之优点，摈弃了古九针之不足，师氏根据临床实践又进一步完善和发展，增强了新九针的实用性，扩大其适用范围，缩短了诸多疾病的治疗时间，大大提高了治愈率，并在一些顽症痼疾中取得了很好的治疗效果。新九针的运用开创了针刺治疗外科、皮肤科、五官科等疾病的新途径，填补了诸多针灸学空白，为针灸学的进一步发展做出了巨大贡献。镵针、铍针、锋勾针等增加了针柄，便于现代临床使用，并增添了磁圆梅针、火针系列等。九种针具可以单独使用，也可以几种联合运用，提高了临床效果，极大拓宽了针刺治疗范围。新九针在诸多临床运用方面具有开创性，如磁圆梅针治疗早期下肢静脉曲张，针刺1~2次即可治愈，如在1996年全国新九针12期针灸班上，一名学员患肛瘘10余年之久，苦不堪言，吾仅用鍉针为其进行现场治疗，一次治愈，这种当场施术、效如桴鼓的场景，让在场学员惊叹不已，因此吾被誉为"针灸外科第一人"；另用平头火针治疗甲状舌骨囊肿，

1 次治愈；火锃针治疗下鼻甲肥大、鼻息肉、扁桃体炎、慢性咽喉炎、外阴白斑等外科诸疾，均疗效显著。新九针的临床应用开创了针灸治外科疾病的先河，并且极大减轻了患者痛苦，降低了复发率，提高了治愈率，节省了患者费用。同时，新九针多种针具的联合应用，开创了针灸美容新时代，如用圆利针隆鼻，多种针具联合运用以祛斑、祛痣、祛疣、治血管瘤等，因其几乎无创，且疼痛小，故而受到广大患者喜爱。

本书是吾应用新九针治疗疾病的临床经验总结，全书共分三篇，理论篇介绍古代九针、新九针之构造以及功效等，临床秘验篇以疾病为纲，介绍新九针在临床各科疾病中的应用方案，临床病案篇则为吾应用新九针治疗临床各科疾病之实践病案。相信本书的出版将对针灸临床工作者有一定的借鉴意义，由于时间仓促、水平所限，书中难免有不足之处，还请各位给予指正，以便再版提高！

吾于 1978 年 6 月始跟随山西省中医研究所所长师怀堂教授学习新九针，自此一直致力于新九针的传承与发展，40 余年来一直以继承和发扬新九针为己任。让新九针惠及更多患者，让新九针普及到更多针灸从业者，让新九针能应用到更多相关科室，这是吾几十年来一直不变的宗旨。虽吾身已至耄耋，但吾志不曾减色，老牛自知夕阳晚，不用扬鞭自奋蹄。

乔正中

山西省针灸医院

2025 年 1 月

目 录

理论篇

临床秘验篇

临床病案篇

附录篇

理论篇

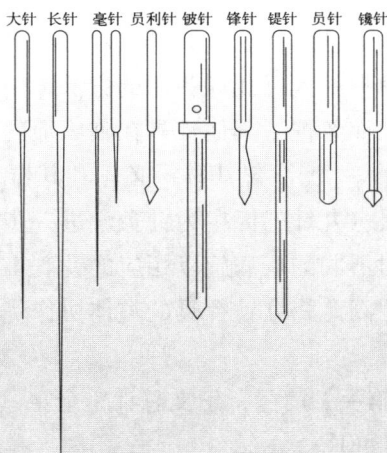

大针　长针　毫针　员利针　铍针　锋针　锃针　员针　镵针

第一章　古代九针

《黄帝内经》是我国现存最早、最经典的医学巨著,是古代劳动人民智慧的结晶,全面而概括地论述了中医基本内容,几千年来一直指导着中医学的发展与运用,为中华民族乃至世界民族的繁衍昌盛做出了突出贡献。本书尤对针灸学内容记载更为详尽,其中《灵枢》所载针灸理论更为丰富而系统,故又称为"针经"。在《灵枢》中有关"九针"的专篇论述就达 3 篇,包括《九针十二原第一》《官针》《九针论》3 个篇章。其中《灵枢·九针十二原》是《灵枢经》开篇的第一篇,在《灵枢经》原版中名为"九针十二原第一"。言为第一,是说该篇居于全书之首,其内容为全书之开端。从本篇形式上的位置而言,确实如此。本篇应属于《灵枢》之纲领,具有指导针灸临床的重要意义。从篇名就可明确本篇的核心内容,一是九针,二是十二原穴,在本篇全面而概要地论述了九针的基本形制和功用。《灵枢·九针十二原第一》记载:"夫善用针者,取其疾也,犹拔刺也,犹雪污也,犹解结也,犹决闭也,疾虽久,犹可毕也。言不可治者,未得其术也。"这一段文字很明确地说明了针灸治病的特效性,诸多世人认为久病不能治,这是不正确的观点。善用针刺的高明医生,其治疗疾病就好像拔刺、洗污点、解绳结、疏通河道一样,无论患病时间多久,无论所患何疾,多数皆可治愈,如果说不能治疗,很多情况下只是还没有掌握针刺治病的技术而已。时下,针刺治病在诸多方面尚不理想,其重要原因之一就是没有掌握好九针相互为用的方法,用之较为偏颇,当今之人针刺治病常仅以毫针为用,而忽视了其他针具在临床上的运用,使得诸多针刺方法失传,诸多疾病无法施治。"工欲善其事,必先利其器",为了能够更好地治病,必先掌握所用的针刺工具。九针的诞生为针灸学进一步发展奠定了坚实基础,具有十分重要的意义。针对不同的疾病施以相应的针刺工具,只有证与针具相应才能达到合理有效的治疗,因此将九针针具的整体协作优势掌握好、传承好,是针灸学发展的重要一环。

《灵枢·九针十二原第一》篇中,正文总计千余字,其中讨论九针形制及其应用的有 200 余字,其内容如下。

九针之名,各不同形:一曰镵针,长一寸六分;二曰员针,长一寸六分;三曰鍉针,长三寸半;四曰锋针,长一寸六分;五曰铍针,长四寸,广二分半;六曰员利针,长一寸六分;七曰毫针,长三寸六分;八曰长针,长七寸;九曰大针,长四寸。镵针者，头大末锐，去泻阳气；员针者，针如卵形，揩摩分间，不得伤肌肉，以泻分气；锓针者，锋如黍粟之锐，主按脉勿陷，以致其气；锋针者，刃三隅，以发痼疾；铍针者，末如剑锋，以取大脓；员利针者，大如氂，且员且锐，中身微大，以取暴气；毫针者，尖如蚊虻喙，静以徐往，微以久留之而养，以取痛痹；长针者，锋利身薄，可以取远痹；大针者，尖如梃，其锋微员，以泻机关之水也。九针毕矣。

《灵枢》开篇的这一段文字就较为经典地概括描述了九针之名称、形态及功用，从而打开了针灸学鸿篇巨制之门，拉开了针灸治病之序幕，构架了九针在针灸学临床上的重要地位，之后在不同的篇章从不同角度全面而详细地介绍了九针的临床运用，《灵枢》全书贯穿九针相关内容，由此可见九针之重要性。

第一节　古代九针的诞生

九针就是用于治疗不同疾病的九种针具，九针诞生有深厚的渊源。古人根据天人相应，并通过自然界的微妙变化规律，顺应自然，针对人体各种不同疾病而逐渐设制完成 9 种不同形状的针刺治疗工具，用于治疗不同疾病。通过古医家所留传下来的文字就可窥探出九针之诞生可谓是绞尽脑汁，用心良苦。

《素问·针解篇第五十四》曰，"帝曰，余闻九针，上应天地四时阴阳，愿闻其方，令可传于后世以为常也。岐伯曰，夫一天、二地、三人、四时、五音、六律、七星、八风、九野，身形亦应之，针各有所宜，故曰九针。人皮应天，人肉应地，人脉应人，人筋应时，人声应音，人阴阳合气应律，人齿面目应星，人出入气应风，人九窍三百六十五络应野。故一针皮，二针肉，三针脉，四针筋，五针骨，六针调阴阳，七针益精，八针除风，九针通九窍。"

从这一段文字的论述就可明确九针与自然界之对应关系。黄帝问岐伯：听说九针和天地、四时、阴阳是相互对应的，我想听听其中的道理，以便使之流传于后世，作为治疗疾病的法则。岐伯说：第一是天，第二是地，第三是人，第四是四时，第五是五音，第六是六律，第七是七星，第八是八风，第九是九野，人的形体各部分与之相对应。针的大小形状及适应证都不同，所以称之为"九针"。人的皮肤如同覆盖万物的天一样，所以皮肤与天相对应；人的肌肉如同厚实的大地，所以肌肉与地相对应；人有动静，而脉搏也有盛衰，所以脉与人相对应；人有十二条经筋起于四肢，好像十二个月组成四季一样，所以筋与四时相应；人的声音包含五音，所以人的发声与自然界五音相对应；人体脏腑的阴阳相互对应，与六律需要协调是相对应的；人的面部七窍与牙齿的分布，与天上七星的排列相对应；人身之气的运行出入于全身，如八风一样充满天地，相互对应；人的九窍及三百六十五络遍布全身，与大地上九野的分布相对应。

九针看似是简单的九种针具，但是却蕴含着天、地、人、自然之大道理，博大而精深。其实早在《内经》中就对九针之博大精深有经典的论述。

《灵枢·外揣第四十五》篇中记载：夫九针者，小之则无内，大之则无外，深不可为下，高不可为盖，恍惚无穷，流溢无极，余知其合于天道人事四时之变也。

这一句话的总结对九针评价可谓是经典而到位，更是把九针的博大精深描写到了无以复加的地步。这句话是说九针的理论，可以说精得不能再精了，多得不能再多了，深得不能再深了，高得不能再高了，它的理论玄妙、庞杂而散漫，与自然、社会和四时变化等都有关系。那么，这么重要的九针诞生一定会是不平凡的，确实如此，九针的诞生在《内经》一书中也有较为详尽的记载。

关于九针针具的诞生在《灵枢·九针论第七十八》中则有较为完整的论述，本篇详尽论述了九针的起源、命名、形状、用途及禁忌等系列内容，所以本篇名为"九针论"。通过本篇的原文就可以窥探九针之诞生本面貌。

黄帝曰：余闻九针于夫子，众多博大矣！余犹不能寤，敢问九针焉生何因而有名？岐伯曰：九针者，天地之大数也，始于一而终于九。故曰：一以法天，二以法地，三以法人，四以法时，五以法音，六以法律，七以法星，八以法风，九以法野。

黄帝曰：以针应九之数奈何？岐伯曰：夫圣人之起天地之数也，一而九之，故以立九野，九而九之，九九八十一，以起黄钟数焉，以针应数也。

这段简短文字对九针的诞生有了明确解释。在这段文字中黄帝是这样说的：我听到您（岐伯）讲述的九针理论，非常博大精深，也丰富多彩，但是我还有诸多的问题不能够完全理解。请问九针是怎样产生的呢？九针之名又是如何来的呢？岐伯是这样回答黄帝的：九针的产生，取法于天地间普遍的数理关系。天地的数理，从一起始，到九而终止。与这种自然数理相对应：第一种针法取法于天，第二种针法取法于地，第三种针法取法于人，第四种针法取法于四时，第五种针法取法于五音，第六种针法取法于六律，第七种针法取法于七星，第八种针法取法于八风，第九种针法取法于九野。

这时黄帝又问，九针是怎样与自然数理相应的呢？岐伯说：古代的圣人们，创立了自然数理是从一到九，因此就把大地分为九个分野。如果与九相乘，那么就产生了黄钟数（阴阳六律中从黄钟至应钟的三分损益法，就是建立在这九九八十一数理之上的，事物内部的演变与发展，都有数理在其中），九针之数就是与此相对应的。

由此可见，九针是古人对 9 种针具及其有关的天、地、人之间规律的概括，强调的是天人相应，九针来源于自然，来源于生活实践。自然界存在是科学的，那么中医学理论也就是自然科学的，九针的诞生也完全蕴含着自然之理。

通过《内经》的记载也能得知九针之发源地域。在《素问·异法方宜论篇》中就明确说明了九针诞生之地域。

《素问·异法方宜论篇第十二》中言："南方者，天地所长养，阳之所盛处也，其地下，水土弱，雾露之所聚也。其民嗜酸而食胕，故其民皆致理而赤色，其病挛痹，其治宜微针。故九针者，亦从南方来。"

《内经》这一简短的记载就明确了九针的诞生是劳动人民长期与疾病做斗争的实践结果。南方地区，气候炎热，像夏天阳气隆盛而万物繁茂一样，地势低下潮湿，尤多雾露。人们喜食酸味及发酵之品，所以南方人腠理致密而色红，多发生筋脉拘急、肢体麻痹一类疾病，治疗这类疾病宜用小针微刺，疏通经络。因此，九针治疗之法则是从南方传来的。

看似简单却蕴含着天地之大道理的九针就是这样诞生于华夏五千年的南方之地域，为中华民族的繁衍昌盛做出了不可磨灭的贡献。

第二节 古代九种针具介绍

《灵枢·九针十二原第一》曰："九针之名，各不同形。"九种针具形状不同，在本篇中对各种针具之形则有明确的记载。其载曰：

一曰镵针，长一寸六分；二曰员针，长一寸六分；三曰鍉针，长三寸半；四曰锋针，长一寸六分；五曰铍针，长四寸，广二分半；六曰员利针，长一寸六分；七曰毫针，长三寸六分；八曰长针，长七寸；九曰大针，长四寸。镵针者，头大末锐，去泻阳气；员针者，针如卵形，揩摩分间，不得伤肌肉，以泻分气；鍉针者，锋如黍粟之锐，主按脉勿陷，以致其气；锋针者，刃三隅，以发痼疾；铍针者，末如剑锋，以取大脓；员利针者，大如氂，且员且锐，中身微大，以取暴气；毫针者，尖如蚊虻喙，静以徐往，微以久留之而养，以取痛痹；长针者，锋利身薄，可以取远痹；大针者，尖如梃，其锋微员，以泻机关之水也。九针毕矣。

本段较为详细地描述了九针的名称、形态及功用。而在《灵枢·九针论第七十八》中更为明确地记载了九种针具的制作特点，这是古代制造九种针具的参考依据。（图 1）

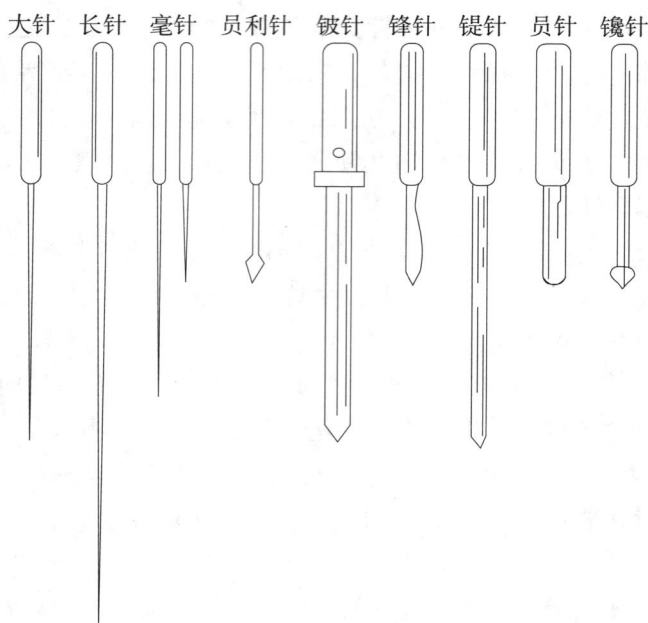

大针　长针　毫针　员利针　铍针　锋针　锃针　员针　镵针

图 1　古代九种针具

1. 镵针介绍

"一曰镵针"，镵针为《内经》中介绍的第一种针具，《素问·针解篇第五十四》曰："一针皮。"用镵针调节皮部，皮肤居于体表，是人体五体中最外层，为九针人体之始，镵针是治疗皮肤病的专用针具，不入其他四体，只治疗皮，故列为第一针，称之为九针第一针，临床较为常用，因此首先介绍镵针。（图2）

《灵枢·九针论第七十八》载曰："一曰镵针者，取法于巾针，去末寸半，卒锐之，长一寸六分，主热在头身也。"镵针是模仿巾针（古代缝纫之针）的式样制成，也就是巾针是镵针的前身。其针的长度为一寸六分，针头较大，在距离针的末端约半寸处，针尖部突出，呈箭头状，针尖锐利，适用于浅刺，只能刺皮肤，不能深入，为治疗肌表邪热针具。

2. 员针介绍

"二曰员针"，故介绍的第二种针具为员针。（图3）

《灵枢·九针论第七十八》载曰："二曰员针，取法于絮针，筩其身而卵其锋，长一寸六分，主治分间气。"第二种针具为员针，模仿絮针的式样制成，也就是絮针是员针的前身。针身圆直如竹管状，针尖呈卵圆形，长

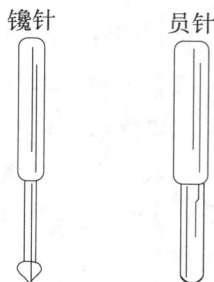

镵针　　员针

图 2　镵针　图 3　员针

一寸六分。员针可起到按摩作用，用于邪在分肉之间的疾病，即为治疗肌肉病变的专用针具，因为这一针具针尖椭圆如卵形，所以在治疗时不会损伤肌肉，并能有效疏泄分肉之间的气血。

《灵枢·九针论第七十八》曰："二者地也……令无得伤肉分，伤则气得竭。"《灵枢·九针十二原第一》曰："员针者，针如卵形，揩摩分间，不得伤肌肉，以泻分气。"《灵枢·官针第七》曰："病在分肉间，取以员针于病所……五曰分刺，分刺者，刺分肉之间也。"员针治疗肌肉病变时，针刺的不是肌肉，因此《内经》中反复强调"不得伤肉分"及"不得伤肌肉"的注意事项，而是用于针刺分间，即肌肉之间缝隙。

3. 鍉针介绍

"三曰鍉针"，那么介绍的第三种针具则为鍉针。（图4）

《灵枢·九针论第七十八》载："三曰鍉针，取法于黍粟之锐，长三寸半，主按脉取气，令邪出。"第三种针具为鍉针，这一针具是模仿黍米的形状制成，圆而微尖，长三寸半。常以这一针具按摩经脉，即为用于病在脉的专用针具。《素问·针解篇第五十四》曰："三针脉。""脉"位于"天"皮肤与"地"肌肉之间，鍉针治疗的是中间的脉部疾病，故为第三。

4. 锋针介绍

"四曰锋针"，介绍的第四种针具则为锋针。（图5）

《灵枢·九针论第七十八》载曰："四曰锋针，取法于絮针，筩其身，锋其末，长一寸六分，主痈热出血。"第四种针具为锋针，这一针具也是模仿絮针的式样制成，针身圆直，针尖锋利，三面有锋棱，长一寸六分，主要用热毒痈疡或经络久痹的顽固性疾患，即为调节络脉的专用针具。

锋针"锋其末"，较为锋利，便于刺入，"刃三隅"，刺入后开口较大，不利闭合，利于出尽瘀血、邪气，是治疗血脉病的专用针具。锋针针刺是《内经》中最常用的治疗方法，多个篇章论述了锋针的运用，尤其擅治顽症痼疾。如《灵枢·官针第七》曰："病在经络痼痹者，取以锋针。"《灵枢·九针十二原第一》曰："四曰锋针，长一寸六分……锋针者，刃三隅，以发痼疾。"

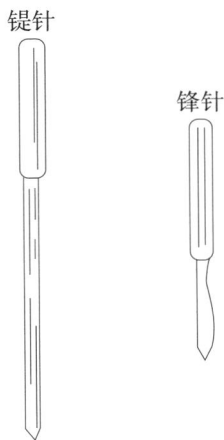

鍉针　　锋针

图4　鍉针　　图5　锋针

5. 铍针介绍

"五曰铍针"，铍针为九针第五针，介绍的第五种针具为铍针。（图6）

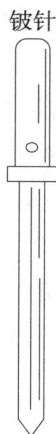

《灵枢·九针论第七十八》载曰："五曰铍针，取法于剑锋，广二分半，长四寸，主大痈脓。两热争者也。"第五种针具是铍针，是模仿剑锋制成，宽二分半，长四寸，主要用于切刺排脓，清除热毒，即为治疗外科类疾病专用针具。

6. 员利针介绍

"六曰员利针"，员利针为九针第六针，介绍的第六种针具是员利针。（图7）

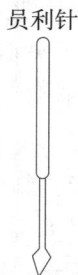

《灵枢·九针论第七十八》载曰："六曰员利针，取法于氂，针微大其末，反小其身，令可深内也，长一寸六分，主取痈痹者也。"第六种针具是员利针，是模仿牦牛尾的形状制成，这种针的针型针尖长，圆而且锐利，其针身短，可以深刺一寸六分，治疗痈肿、痹证。

图6 铍针　图7 员利针

7. 毫针介绍

"七曰毫针"，毫针为九针第七针，介绍的第七种针具是毫针。（图8）

《灵枢·九针论第七十八》载曰："七曰毫针，取法于毫毛，长一寸六分，主寒热痛痹在络者也。"第七种针具是毫针，这一针具根据毫毛的形状制成，针身微细，针尖纤细，犹如蚊虻之喙，长一寸六分。适宜于持久留针，用于治疗寒热痛痹病证，为调节经气的专用针具。毫针是临床运用最广泛的针具，可用于治疗针灸科所有病证。

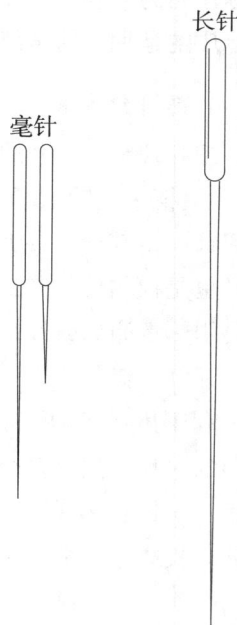

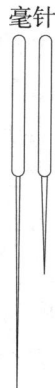

8. 长针介绍

"八曰长针"，长针为九针第八针，介绍的第八种针具是长针。（图9）

《灵枢·九针论第七十八》载曰："八曰长针，取法于綦针，长七寸，主取深邪远痹者也。"第八种针具是长针，这一针具是根据古代缝纫用的针具

图8 毫针　图9 长针

制成，其针尖锋利而针身细薄，针长七寸，主要用于治疗日久不愈之痹证。

大针

9. 大针介绍

"九曰大针"，大针为九针第九针，介绍的第九种针具是大针。（图10）

《灵枢·九针论第七十八》载曰："九曰大针，取法于锋针，其锋微员，长四寸，主取大气不出关节者也。"第九种针具是大针，这一针具是模仿锋针的形状制成，其针锋略圆而针长粗大，长四寸，主要用于治疗水气停留于关节而致的浮肿疾患。

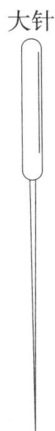

图 10 大针

第三节 古代九针的临床运用

《灵枢·九针十二原第一》所云："针各有所宜，各不同形，各任其所为。"九针有各自不同的形状，各有各的不同功用。丰富多彩的不同针具，相应于临床中复杂多变的疾病，在临床中根据不同的疾病，选择相应的针具，使得各种疾病皆能以针刺施治。

九针因不同的形状，其作用不同，临床用之有别，每一种针具有相应的适应证。掌握好每一种针具的适应证则是针刺治疗有效的基本保障。综合古代九针在临床中的运用，将各种针具的主要作用总结如下。

一、镵针的临床作用

镵针具有祛泻阳气、清泻邪热的作用，是治疗热病的针具。

《灵枢·九针十二原第一》曰："镵针者，头大末锐，去泻阳气。"《灵枢·官针第七》中言："病在皮肤无常处者，取以镵针于病所。"镵针以其特有的构造形态，使于体表，疏通皮肤之气，通过人体的皮肤宣散外邪，疏散阳热之邪，使得阳热之邪气通过皮肤而出，以达清泻邪热的功效。正如《灵枢·刺节真邪第七十五》所言："凡刺热邪越而苍，出游不归乃无病，为开通辟门户，使邪得出病乃已……刺热者用镵针。"针刺治疗热邪之疾，应当把邪气发越于外，而使由热转凉，邪气被排出后，不再发热，疾病就痊愈了。针刺治疗这样的热邪之疾就用镵针施治。在临床用镵针也可治疗局部或脏腑热病。

《素问·针解篇第五十四》曰："一针皮。"即用第一种针具镵针针刺治疗皮肤病变。

古代镵针还能放血，如《素问·刺疟篇》："骺酸痛甚，按之不可，名曰胕髓病，以镵针针绝骨出血，立已。"

二、员针的临床作用

员针具有疏通经气、以泻分肉间气的作用，是治疗肌肉病变的专用针具。

《灵枢·九针十二原第一》曰："员针者，针如卵形，揩摩分间，不得伤肌肉，以泻分气。"《灵枢·官针第七》曰："病在分肉间，取以员针于病所。"《灵枢·九针论第七十八》曰："二曰员针，取法于絮针，筩其身而卵其锋，长一寸六分，主治分间气。"通过《内经》各篇章对员针的介绍得知员针用于治疗病邪在分肉间的病证，什么是分肉间呢？分肉间即肌肉之间的缝隙，就是肌肉与肌肉之间或骨与肉之间的缝隙，多为凹陷。

员针的形态构造不宜针刺，通过按摩分肉之处激发及调节穴位区域的经气，使得患处经脉郁结消散，经气通畅，所以员针有疏通经气的作用。

三、锃针的临床作用

锃针具有祛除邪气、疏通经络的作用，是治疗病在脉病证的专用针具。

《灵枢·九针十二原第一》中言："三曰锃针，长三寸半……锃针者，锋如黍粟之锐，主按脉勿陷，以致其气。"《灵枢·九针论第七十八》曰："三者人也，人之所以成生者血脉也。故为之治针，必大其身而员其末，令可以按脉勿陷，以致其气，令邪气独出。"在本篇中又言："三曰锃针，取法于黍粟之锐，长三寸半，主按脉取气，令邪气出。"首先明确了锃针的形状特点，锃针是模仿黍米的形状及大小而制成，圆而微尖，末端大小在 2mm 左右。其主要功用在《内经》一书中言之明确，人之所以能够成长和维持生命活动，有赖于血脉的输给和营养，一旦有了疾病，使得血脉不通，就得施以调理，通过专用针具锃针治疗血脉病证，用以按摩经脉或按压穴位，疏通经脉，行气活血，引导正气得以充实，使邪气自然外出。

锃针不刺入皮肤，仅通过按压脉治疗气虚、病在脉的虚证。

四、锋针的临床作用

锋针具有排毒泻热、祛除瘀血的作用，是调节络脉专用针具。

《灵枢·九针十二原第一》曰："四曰锋针，长一寸六分……锋针者，刃三隅，以发痼疾。"《灵枢·九针论第七十八》曰："四者时也，时者四时八风之客于经络之中，为痼病者也。故为之治针，必筩其身而锋其末，令可以泻热出血，而痼病竭。"本篇中又言："四曰锋针，取法于絮针，筩其身，锋其末，长一寸六分，主痈热出血。"通过《内经》的详述，就能明确锋针与现代的三棱针相符合，锋针针尖如剑锋，三面有锋棱，针尖锋利以便进针，并有三棱，针刺后开口较大，不利闭合，以使瘀血、邪气能够尽出，以这种特殊的针具制作，专以刺血而用，通过泻其瘀血，以解顽症痼疾、痈毒及血热之疾病。在《内经》中非常重视刺络放血疗法的运用，本书中多达40多个篇章论述了刺络放血的运用，可见锋针是一种重要的针刺工具，至今临床仍广泛运用，尤其是久治不愈的顽症痼疾，本疗法可谓上乘之法。

古代锋针主要是放血针具，用于刺络放血、泻热，治疗久病痼结者。

五、铍针的临床作用

铍针具有祛毒排脓、疏通经络的作用，是治疗囊腔痈脓、积水等病变的专用针具。

《灵枢·九针十二原第一》曰："五曰铍针，长四寸，广二分半……铍针者，末如剑锋，以取大脓。"《灵枢·九针论第七十八》曰："五者音也，音者冬夏之分，分于子午，音与阳别，寒与热争，两气相搏，合为痈脓者也。故为之治针，必令其末如剑锋，可以取大脓。"在本篇中又言："五曰铍针，取法于剑锋，广二分半，长四寸，主大痈脓，两热争者也。"无论从针具的外形还是其治疗功用来看，这种铍针就犹如西医学外科所用的手术刀，临床主要用于痈、皮肤囊肿等疾病的治疗，其铍针针身锋利、较宽，刺入开口大，以利于切开后使脓液彻底外排，使脓液、热毒外出，以达治疗目的。

古代铍针主要以泻痈脓，或放血、放腹水为用。

六、员利针的临床作用

员利针具有舒筋活络、通经止痛的作用，是治疗筋病变的专用针具。

《灵枢·九针十二原第一》言："六曰员利针，长一寸六分……员利针者，大如氂（máo），且员且锐，中身微大，以取暴气。"《灵枢·九针论第七十八》中言："六者律也，律者调阴阳四时而合十二经脉，虚邪客于经络而为暴痹者也。故为治针，必令尖如氂，且员其锐，中身微大，以取暴气。"本篇中又言："六曰员利针，取法于氂，针微大其末，反小其身，令可深内也，长一寸六分，主取痈痹者也。"通过对这一针具结构描述，可知员利针的针尖大如氂尾，且针尖圆而锐利，针身较粗。其外形与毫针相似，但比一般毫针稍粗大，所以不是用于一般的疾病治疗，多用于"以取暴气"或"痈痹者"，也就是主要用于急性病、痈肿及痹证的针刺治疗。

七、毫针的临床作用

毫针具有疏通经络、调和气血、扶正祛邪、调和阴阳的作用。治疗作用广泛，可用于多种病证。

《灵枢·九针十二原第一》言："七曰毫针，长三寸六分……毫针者，尖如蚊虻喙，静以徐往，微以久留之而养，以取痛痹。"《灵枢·九针论第七十八》中言："七者星也，星者人之七窍，邪之所客于经，而为痛痹，合于经络者也。故为之治针，令尖如蚊虻喙，静以徐往，微以久留，正气因之，真邪俱往，出针而养者也。"在本篇中又言："七曰毫针，取法于毫毛，长一寸六分，主寒热痛痹在络者也。"毫针是九针中第7种针具，毫针针具细长，犹如毫毛，适宜留针，既可以祛除邪气，又能扶养正气，是九针中最常用的针具，运用范围最广，人体各部位、各结构，全身绝大多数穴位均可以毫针针刺。毫针用法较多，治病范围广泛，可用于治疗多种病证。

古代九针之毫针与现代新九针毫针无论在针具的外形上还是治疗功用上均相同。

八、长针的临床作用

长针具有祛除深邪、疏通经络的作用，是用于治疗深邪远痹的专用针具。

《灵枢·九针十二原第一》言："八曰长针，长七寸……长针者，锋利身薄，可以取远痹。"《灵枢·九针第七十八》篇中言："八者风也，风者人之股肱八节也，八正之虚风，八风伤人，内舍于骨解腰脊节腠理之间，为深痹也。故为之治针，必长其身，锋其末，可以取深邪远痹。"在本篇中又言："八曰长针，取法于綦（qí）针，长七寸，主取深邪远痹者也。"通过《内经》中对这一针具的描述就可以知道其外形特点，即针身较长，但较细，其外形与毫针极为相似，只是比一般的毫针更长，犹如现代长的毫针。由于针具较长，所以治疗也与一般毫针不同，临床主要用于"深邪远痹者"。"远痹"是指病程较久，疾病顽固难愈，或病位深在，多为较重的疾病。长针适用于治疗久治不愈的顽症痼疾。

九、大针的临床作用

大针具有利水消肿、通利关节的作用，是用于治疗机关之水的专用针具。

《灵枢·九针十二原第一》曰："九曰大针，长四寸……大针者，尖如梃，其锋微员，以泻机关之水也。"《灵枢·九针论第七十八》篇中言："九者野也，野者人之节解皮肤之间也，淫邪流溢于身，如风水之状，而溜不能过于机关大节者也。

故为治针，令尖如梃，其锋微员，以取大气之不能过于关节者也。"在本篇中又言："九曰大针，取法于锋针，其锋微员，长四寸，主取大气不出关节者也。"通过《内经》所述，大针具有针尖如杖，粗而且巨，针锋微圆的外形特点，临床主要用于治疗关节有积液的顽症痼疾，有通利关节、通达气机、消除积水的作用。

今人均认为大针是现代所言的火针，但从《内经》所述来看，现代火针则与《内经》所言的"燔针""焠针"相符，并不能够找到大针与火针相符的记载。但据《针灸甲乙经》《针灸大成》《针灸集成》等书中记载，大针属于火针的一种，说明火针针具是有多种形式的，就如现代新九针中的多种火针。

以上就是古代九针针具的基本构造和基本临床运用。由于针具不同，治疗病证不同，所以针刺能够广泛治疗不同的病证，这是古代首要的治病方法。新九针就是在古九针的基础上进一步完善创新而成，更适合当今针灸临床，有效拓宽了针灸治疗范围，值得临床推广运用。

第二章　新九针

　　在这里所言的新九针是指我国当代著名针灸医家、山西省针灸研究所创始人师怀堂教授经 50 余年潜心研究的一类新型实用针具，故又称为怀堂九针、师氏九针。新九针是在古代九针的基础上，结合长期临床实践而诞生的新型实用九种针具。新九针针具摒弃了古九针针具的不足，保留了古九针的优势，进一步完善，使针具变得更加精致，临床更具有实用性、全面性，使用更加方便，独具特色，既有效拓宽了针灸学临床适用范围，又缩短了治疗时间，减少了治疗痛苦，极大提高了治愈率，并在一些顽症痼疾中取得了很好的治疗效果，尤其开创了针刺治疗外科、皮肤科、五官科等疾病以及在美容方面应用的新途径，填补了诸多针灸学空白，为针灸学的进一步发展做出了巨大贡献。

　　师氏大胆革新，在古代九针原貌基础上，将九种针具深入而细微地进行了改动，除了毫针、三棱针没有改动外，分别对镵针、磁圆梅针、锃针、锋勾针、铍针、火针进行了全新改制，对后世创制的梅花针也进行了部分改制，从而激活了九种针具在针灸学临床的广泛运用，使九针治疗展现出了新的生命力，根据其不同的功能分别用于临床，从而形成了创新的新九针。时下新九针分别由镵针（师氏镵针）、磁圆梅针（师氏磁圆梅针）、锃针（师氏锃针）、锋勾针（含三棱针，师氏锋勾针）、铍针（师氏铍针）、圆利针（师氏圆利针）、长针（含毫针）、梅花针（师氏梅花针）和火针（师氏火针）组成。

　　下面全面认识一下师氏新九针不同针具。

第一节　师氏镵针

一、镵针一名的来源

　　镵：读音为 chán。镵，其释义为尖锐锋利、利锥、刺等，因这一针具的构造特点呈箭头状，针尖非常锋利，与其含义相符，故名为镵针。

二、师氏镵针的构造

　　新镵针分为针体、针柄两部分。其针柄一般长约 10cm，针体一般长约 4cm，

其末端延伸为 0.5cm 长的箭头状锋利针头。针头部锋刃部位可随时修磨，保持锋利。（图 11）

图 11　师氏镵针

针尖由耐高温的金属制作而成，便于在高温下烧灼而不变形、不退火，针柄为圆柱形，长 10cm，用现代隔热材料或木质材料制作。

三、师氏镵针的优点

新镵针继承了古代镵针基本特点，在原古镵针的基础上，进一步改进完善，使得新镵针更加精细实用。首先末端扩大为菱形，针尖尖端与两边均较锋利，便于划割，并增加了具有隔热材料的针柄，便于持针，针头由耐高温金属制成，可用于火烧，使得适应证更加广泛，治疗更实用，减少了操作中的出血及治疗后的感染风险。

四、操作方法

最宜让患者采取方便医生操作而舒适的卧位姿势，以防晕针，并能顺利配合治疗。在施术前，先在施术部位施以正确消毒，在操作时，以右手拇、食、中三指以持钢笔式姿势捏持针柄。根据治疗需求可以直接施以划割或者先烧针，再划割。

五、临床运用

师氏镵针改良后用途更为广泛，不仅用于划割，而且还能烧切，大大扩展了治疗范围。

治疗作用：①泄热解毒；②祛瘀活血；③调理肠胃。

主要用途：临床主要用以划割和烧切。划割法属于针刺强通疗法之一，烧切法属于针灸学外科与美容学之范畴。临床主要用于胃肠疾患、皮肤病、面神经麻痹的治疗。

1. 划割法

在选定的部位采以划割的方法，一般以划割至微出血为度。一般划割长度以 1cm 左右为宜。

镵针划割法的主要用途如下。

（1）可用于划割排脓。

（2）口腔内黏膜划割。以针头部锋刃，在口腔内颊黏膜的横形条索状白斑或紫斑上进行垂直划割，割至出血为度。每针划割长度以 1cm 左右为准。可根据条形斑之长度决定所划割的针数。此法主要适用于治疗胃肠疾患、面神经麻痹等。

（3）耳壳划割。可用于耳部穴位划割和耳背静脉划割。耳部穴位划割时，用针尖轻微划割穴位，一般每次 3~5 穴为宜，以微出血为度。耳背静脉划割时用针尖轻微划割耳背静脉，以稍出血为度，一般一次划割 2~3 处浅静脉，主要用于皮肤病的治疗，如湿疹、黄褐斑、牛皮癣等。

（4）可用于某些穴位的划割，主要用于背部腧穴的划割，如治疗外感风邪所致疾病时，可在背部的足太阳经及督脉穴位进行划割。

2. 烧切法

在酒精灯上烧灼之后在病灶上施以烧切的方法，这是新镵针所特有的方法。

镵针烧切法主要用于烧切赘、疣、肛裂穿破痈脓及烧刮老年斑等，这些治疗方法拓宽了针灸学治疗范围，开创了针刺治疗外科疾病的先河。

六、注意事项及禁忌证

（1）严重感染、溃疡、严重静脉曲张和创伤部位应谨慎使用。

（2）高热、病情危重、严重心脏病患者及孕妇禁用。

（3）瘢痕体质者、恶性肿瘤或不明原因的肿瘤患者禁用。

（4）有凝血功能障碍性疾病的患者禁用。

（5）施术部位有重要神经、血管，在操作时无法避开时禁用。

（6）高血压患者血压较高时禁用。

（7）严重糖尿病患者禁用。

（8）当患者情绪不稳定、不能有效配合、情绪高度紧张时及精神病患者禁用。

第二节　师氏铍针

一、铍针一名的来源

铍：读音为 pī。在古代有一种兵器是双刃刀，这一针具外形犹如古代这一兵器，所以名为铍针。因为师氏铍针在运用时要求通过火烧而用，所以也常称为火铍针。

二、师氏铍针的构造

铍针由针体（即针头）、针柄组成，其针体呈宝剑状的长方矩形，长一般为1.5~2cm，宽0.5cm，其周边为锋利刃。针体粗短，针柄为圆柱形，由现代隔热材料或优质木材制作，针头极为锋利，可以随时修磨。（图12）

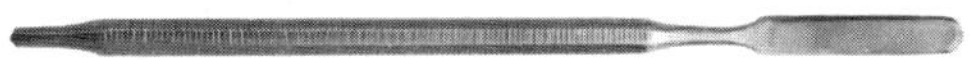

图 12　铍针

三、师氏铍针的优点

师氏创新研究新铍针，使失传已久的铍针重新诞生。新铍针继承了古铍针的基本特点，又进一步完善改进，使得新铍针临床运用更加广泛，疗效更加理想。首先增加了具有隔热材料制成的针柄，便于烧针时能够顺利持针。其针的尖端与两边均锋利，便于切割。其针头是由耐高温的金属制成，在高温下操作不退火、不易折，能够使在操作中保持一定的火力度以及所需的钢度与韧性。经高温火烧后操作可起到充分消毒的作用，减少了感染机会，且经烧灼后切割具有减少出血、不易感染、愈合快、不留瘢痕的优势。针头部锋刃可随时修磨。

四、操作方法

最宜让患者采取方便医生操作而舒适的卧位姿势，以防晕针，并能顺利配合治疗。在施术前，先在施术部位施以正确消毒，然后再烧针，新铍针必须经火烧而用，因此在使用时先将针头在酒精灯上烧至通红，乃至白亮，达到所需的温度，左手固定操作部位的病变组织（用手术钳或镊子提拉病变组织），右手拇、食、中三指横持针柄，对准病变根部（如赘疣、息肉、皮肤瘤等根部），齐根灼割，动作迅速，应一针完成。若有出血再用火针或用鍉针烙烫，最后根据创口施以处理。

五、临床运用

主要用于治疗外科类疾病及在美容方面运用。

师氏（新）铍针继承了古铍针基本特点，又进一步改进完善，其针体由耐高温金属制作，因此可以用于火烧，此为其创新之处，用于切割、破痈排脓。

六、主要用途

铍针的运用属于针灸学强通与温通法的有效结合，开创了针刺治疗外科疾病的先河，使得针刺治疗范围有了极大扩展，更增强了新时代下针灸学之活力。以往认为非针刺所适宜治疗的疾病，经用师氏铍针治疗而变得简单实效，可谓针灸学中一项重大的革新。

临床主要用于烧切较大的皮肤赘生物、皮肤良性肿瘤、血栓性外痔、肛肠息肉、陈旧性肛裂、疣、脓疡等。因用铍针操作时温度高，因此术中不会出血，也一般不会感染，可谓是一良法。与一般外科的切割方法不同，铍针治疗不仅仅是切割，还有火力的作用，不但减少了操作中出血，避免缝合，减少包扎，而且还能加快愈合，防止感染，避免产生瘢痕。

七、注意事项及禁忌证

（1）在操作时一定要将针烧红，方能顺利操作，并减少患者痛苦及出血。
（2）严重的感染、溃疡和创伤部位慎用。
（3）瘢痕、恶性肿瘤及严重的静脉曲张部位禁用。
（4）有凝血功能障碍者禁用。
（5）高热、病情危重、严重心脏病患者及孕妇禁用。
（6）施术部位有重要神经、血管，在操作时无法避开时禁用。
（7）高血压患者血压较高时禁用。
（8）严重糖尿病患者禁用。
（9）当患者情绪不稳定、不能有效配合、情绪高度紧张及精神病患者禁用。

第三节　师氏锓针

一、锓针一名的来源

锓：读音为 di，音"敌"，同"镝"。其意为平齐，端，箭镞。箭镞是指箭前端的尖头，多由金属制成。这一针具与此符合，因此称为锓针。

二、师氏锓针的构造

师氏锓针分为小锓针、大锓针、弹簧锓针、长锓针四种。

1. 小锓针

小锓针整体长 12cm，由针体和针柄两部分构成。一般针体长 3cm，由耐高温金属制作，分针身和针头两部分，针体末端延伸为犹如绿豆大的球形针头；针柄一般长 9cm，由优质木材或其他隔热材料制成。

2. 大锟针

大锟针一般长约 19cm，两端呈圆柱形，长度分别为 5.5cm 和 3.5cm，柱的直径分别为 1cm 和 1.2cm，由不锈钢材料制成。

3. 弹簧锟针

弹簧锟针和小锟针类似，但针体和针柄加有微型弹簧，使针体部可根据需要伸缩。

4. 长锟针

长锟针长 10cm，前端有直径为 0.3cm 的圆头，由不锈钢材料制成。目前主要以长锟针为用。（图 13）

图 13　长锟针

三、师氏锟针的优点

师氏锟针是在古锟针的基础上进一步完善改进而成，其治疗范围有了极大拓宽，尤其在针灸美容方面有重大革新。首先增加了不同型号及不同形式的锟针，可分为小锟针、大锟针、弹簧锟针、长锟针，以适应治疗更多临床疾病的需要。小锟针及大锟针的针柄均由隔热材料制成，针头由耐高温的金属制成，以便在火上烧用，这样拓展了古锟针单纯按脉取气的作用。

师氏锟针可广泛应用于内、外、妇、儿、骨伤等各科疾病治疗及美容中，尤其在治疗赘疣、瘤、老年斑、色素痣、白癜风、久不愈合的溃疡面、痔疾、肛裂、宫颈糜烂时，可根据病变面积选择大小适宜的锟针；长锟针一般用于肛瘘的治疗，扁桃体炎、咽炎、咽喉壁滤泡，此类疾病常用弹簧锟针治疗。锟针的运用颇具特色，开创了针刺治疗外科疾病、针灸美容的新天地。

四、操作方法

最宜让患者采取方便医生操作而舒适的卧位姿势，以防晕针，并能顺利配合治疗。在施术前，先在施术部位施以正确消毒，在操作时，以右手拇、食、中三指以持钢笔式姿势捏持针柄。根据临床需求可分为常温刺法与高温刺法。常温刺法用于穴位标记与按摩运用，高温刺法包括火锟针刺法和火锟针与铍针联合刺法。

五、临床运用

临床主要用以按摩、穴位定位、轻刮、烧刺。按摩与穴位定位在常温下操作，轻刮法与烧刺法需要烧针，属于外科与美容学之范畴。轻刮与烧刺是新锟针的一大亮点，也是师氏锟针的重大革新。

1. 轻刮法

首先烧针，将针烧到一定的温度，在100℃以下，可用于祛斑，除痣、疣，手法一定要轻，浅点、浅刮、浅刺。

2. 烧刺法

先将针烧至通红，然后快速对准所要烧切的病灶，如鼻息肉、下鼻甲肥大处、粉瘤、肛瘘、外阴白斑等。

六、注意事项及禁忌证

（1）针一定烧到合适的程度，这是用好锟针的关键，当用于各种斑、黑痣等治疗时，针不可太热，其温度应控制在100℃以下，当治疗鼻息肉、肛瘘等疾病时，其针要烧至通红。

（2）严重的感染、溃疡和创伤部位禁用，瘢痕体质者慎用。

（3）瘢痕、恶性肿瘤及严重的静脉曲张部位禁用。

（4）高热、病情危重、严重心脏病患者及孕妇禁用。

（5）施术部位有重要神经、血管，在操作时无法避开时禁用。

（6）高血压患者血压较高时禁用。

（7）当患者情绪不稳定、不能有效配合、情绪高度紧张及精神病患者禁用。

第四节　师氏锋勾针

一、锋勾针一名的来源

在古代九针针具中并无与此完全相符合的针具，本针具是新九针完全改良的一种新型针具，锋勾针是根据古代九针中的锋针与民间流传的勾针结合而成，锋勾针综合两种针具之优点，取其所长，摈弃不足，融为一体而制成。因本针具锋利而带有钩，临床可用于勾刺，所以称之为锋勾针。

另外也有师氏三棱针，师氏三棱针是根据古代锋针改制而成，师氏三棱针与后世的三棱针大体相同，治疗范围及操作方法也基本相同，因此三棱针相关方面内容在也在本节中简单概述，以供大家参考。

二、师氏锋勾针的构造

师氏锋勾针采用不锈钢材料制作，有单头、双头两种类型。目前在临床中主要以双头锋勾针为常用。（图14）由不锈钢制作，整体长14cm，由针柄、针身及针头三部分构成。在针中部为六角柱体，称为针柄；针柄两端有一定锥度的圆锥体，称为针身；针身末端勾尖部分称为针头，针尖长约3mm，勾尖锋利，针尖与针身呈45°角，为三面有刃的锋利勾尖。双头针尖为针体两端大小各异，可根据不同部位及病情选择运用。（图14）

图 14　双头锋勾针

三、师氏锋勾针的优点

师氏锋勾针是根据古代的锋针结合近代临床所用的勾针制作而成，锋勾针保留了古代锋针"锋其末，刃三隅"的特点，又在此基础上使得针尖更加锐利，并加上弯钩，这样不仅仅用于一般刺血，还能起到勾刺作用，解决肌肉粘连、结节反应等问题，从而使治疗范围得到极大拓宽。师氏锋勾针针头长度只有约3mm，勾刺时较一般割治方法痛感轻，皮肤损伤少。

四、操作方法

最宜让患者采取方便医生操作而舒适的卧位姿势，以防晕针，并能顺利配合治疗。在施术前，先在施术部位施以正确消毒，将针具从75%乙醇消毒容器中取出即可施刺，在操作时，左手食、中指绷紧所刺部位的皮肤，以右手拇、食、中三指以持钢笔式姿势捏持针柄，中指置于针身下部，微露针头。手持针，以一定角度迅速刺入穴位，纵行或横行勾刺，并能听到勾割声，出针后按压勾刺点。

五、临床运用

师氏锋勾针有两个方面的主要作用：一是刺激肌肉，放瘀血，具有刺血的治疗作用；二是可割断皮下肌纤维及脂肪。

主要用途：临床以锋勾针点刺、挑刺、刺络等，具体如下。

（1）用锋勾针点刺某些穴位，也可以直接刺激某些痛点，如点刺用于急救、勾刺十二井穴或人中穴等，也常用三棱针点刺。

（2）挑刺法是以锋勾针挑断皮下纤维组织或脂肪，用于治疗某些慢性疾患导致的局部功能障碍，或顽固性疼痛久而不愈者，如顽固性肩关节周围炎、神经性头痛、腰背肌劳损、腱鞘炎、脑血栓后遗症、支气管炎、哮喘、胃痉挛等，以及一些急性感染性疾病，如急性结膜炎、急性扁桃体炎、急慢性咽炎、休克等。

（3）刺络法就是用锋勾针在穴位上或一定部位上刺破血络，也就是刺络脉以放瘀血，如勾刺委中治疗腰痛、勾刺曲泽治疗急性胃肠炎等。临床也常用三棱针点刺相关穴位及某些痛点出血，是临床常用的重要方法。

六、师氏锋勾针刺激部位及配穴原则

师氏锋勾针用穴有一定的规律性，主要以华佗夹脊、督脉、膀胱经、阿是穴为主要取穴范围。其中最主要的以华佗夹脊为最常用，华佗夹脊穴治疗范围广泛，且疗效高，针刺安全。如治疗急性神经性头痛、咳嗽气喘、哮喘等症，取天柱、定喘、大椎等，用锋勾针勾割施治，效如桴鼓，可使症状立即缓解。

七、注意事项及禁忌证

（1）严重的感染、溃疡和创伤部位禁用。

（2）瘢痕、恶性肿瘤及严重的静脉曲张部位禁用。

（3）有凝血功能障碍性疾病患者禁用。

（4）高热、病情危重、严重心脏病患者及孕妇禁用。

（5）施术部位有重要神经、血管，在操作时无法避开时禁用。

（6）高血压患者血压较高时禁用。

（7）严重糖尿病患者禁用。

（8）当患者情绪不稳定、不能有效配合、情绪高度紧张及精神病患者禁用。

附：师氏三棱针

一、三棱针一名的来源

师氏三棱针来源于古九针之锋针。《灵枢·九针十二原第一》曰："四曰锋针，长一寸六分……锋针者，刃三隅，以发痼疾。"《灵枢·九针论第七十八》曰："四者时也，时者四时八风之客于经络之中，为痼病者也。故为治针，必筒其身而锋其末，令可以泻热出血，而痼病竭……四曰锋针，取法于絮针，筒其身，锋其末，长一寸六分，主痈热出血。"三棱针因三面有锋棱，故名。三棱针因主要用于刺血治疗，故三棱针在针灸学临床中有刺血代名词之用，临床中常说以三棱针治之，就是指刺血的运用。

二、师氏三棱针的构造

师氏三棱针整体长 6.8cm，分针体与针柄两部分，由不锈钢制作。针体长 2.8nm，为鱼腹状三棱锥体，三面有刃，尖端锋利。师氏三棱针与现代一般常用的三棱针有所不同：一是针身由普通三棱针椎体改为鱼腹状三棱锥体；二是针身长度较传统三棱针长。针柄长 3cm，为六棱鱼腹状柱体，与现代一般常用的三棱针有所不同：一是由圆柱体改为六棱鱼腹状三棱椎体；二是针身长度较传统三棱针长。

三、师氏三棱针优点

师氏三棱针改进后，更容易操作，针尖极为锋利，可减轻针刺疼痛。师氏三棱针不仅可单独运用，更重要的是主张与其他新九针配合使用，其疗效尤为显著。

四、师氏三棱针的作用及适应证

师氏三棱针主要以刺络放血为用。刺络放血疗法（简称刺血疗法）自古就极为重视，《内经》全书共 162 个篇章，其中论述刺血疗法的篇章就多达 40 余篇，可见早在《内经》中已经广为运用。其主要的作用可归纳为 5 个方面：①清除热邪，排出火毒；②舒筋活络，疏通经络；③祛除瘀血，活血化瘀；④祛除外邪，疏散表邪；⑤祛除顽邪，调节脏腑。

师氏三棱针临床应用广泛，可用于多科疾病的治疗，如急性发热、外感、头痛、咽喉肿痛、中暑、昏迷、小儿惊风、小儿疳积、痈、疖、疮、肿毒、癫、狂、痛、急性腰扭伤、落枕、肩背腰腿痛、急性咳喘、急性呕吐、泄泻等。临床有"久病必瘀""重病必瘀""难病必瘀""怪病必瘀"等理论，根据这一系列理论，师氏三棱针用于治疗各类疑难杂症有极佳疗效，临床常与其他新九针联合运用，以达"邪有出路"和"气至病所"的祛邪与扶正目的，使恶血邪气尽出而立起沉疴，正如临床所言"祛一分瘀血，存一分生机"。师氏在临床极为重视刺血疗法的运用，不仅以三棱针刺血，还发展出了师氏镵针刺血法、师氏梅花针刺血法及师氏毫针刺血法。如师氏用镵针划割口腔内颊黏膜以治疗慢性胃炎、慢性胃肠炎、面神经麻痹，划割耳壳之高凸部位以治疗各种皮肤病，甚效；又如师氏用梅花针叩击健侧头部，以微出血为度，治疗卒中后遗症；再如师氏用梅花针叩击皮肤病患处，如神经性皮炎、牛皮癣、斑秃等皮损处，可有佳效；师氏还以毫针刺血为用，如用三支毫针并在一起对齐，在血肿处点刺出血，可有佳效等。此种运用不胜枚举，可见师氏刺血方法丰富，值得临床深入研究与推广运用。

注： 师氏三棱针与古代锋针所用目的相同，与现代一般三棱针的构造及操作也基本相同，所以其操作方法不再赘述。唯要注意的是合理选择穴位与掌握刺血量的多少。刺血用穴有一定的规律性，有些穴位非常适宜刺血为用，比如委中穴就是刺血所用的"名穴"之一。在长期临床实践中，历代医家总结了一些常用的刺血穴位，如各经之井穴、合穴、背俞穴及阿是穴最为常用。阿是穴刺血简单而有效，对诸多病证有很好的治疗作用，尤其是治疗各种痛证，在阿是穴刺血往往要比单纯毫针针刺效果好。阿是穴刺血能够祛除局部瘀滞，通畅经络，调其气血。另外，还有些穴位特别适宜刺血为用，如十宣、人中、太阳、印堂、耳尖、四缝、委中、大椎、素髎等穴，临床常以刺血为用。

刺血量的多少是既关乎疗效又保证安全的前提，以合理的刺血量为目的，既不可苛求大量放血，也不可不及，刺血量需要根据患者的病情轻重、年龄大小、性别、体质强弱、用穴多少、治疗次数等多方面决定，不可过也不可不及，量不及效不佳，量多则反而会加重病情，因此一定掌握适中的量。关于其他的注意事项可参阅锋勾针的相关内容。

第五节　师氏磁圆梅针

一、磁圆梅针一名的来源

在古代九针针具中无与此完全相符合的针具，本针具也是经改良的一种新型针具。磁圆梅针是经古代九针中的员针、后世的梅花针与现代磁疗治病效用相结合而成，结合了两种针具的优点，并加入磁疗治病理念，综合一体制成的一种新型锤形针具。针尖一端状如绿豆大，为圆粒形，名曰"磁圆针"；另一端形如梅花针头形，名曰"磁梅花针"，针头、针柄的衔接处由螺丝口固定而成锤形，合称为"磁圆梅针"。

二、师氏磁圆梅针的构造

磁圆梅针由金属合金铝制作，外形似锤，呈"T"形，是一体两针的锤形针具。由针体、针柄两部分组成。针体又分为针身与针头两部分。针柄分两节，两节间有螺丝口衔接，前节较细，长12cm，后节稍粗，长10cm。针体与针柄由螺丝口连接成"T"形；针身中部为圆柱形。在两端形成一定的锥度，针头连接于针身的两端，形似锤头型，锤头两端嵌有高磁块（3500G），其中一端为绿豆大球形，名曰"磁圆针"，另一端形似梅花针针头，名曰"磁梅花针"。（图15）

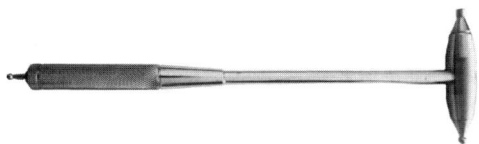

图15　磁圆梅针

三、师氏磁圆梅针的优点

磁圆梅针是以古代员针为基础而设计的一种新型针具，与员针大不相同。磁圆梅针不仅参考了员针的形制，还结合了现代的磁疗技术及后世临床运用的梅花针，大大拓宽了临床治疗范围，增强了疗效。因其运用安全，操作方便，痛苦小，具有活血通络的作用，因此可广泛用于养生保健。

四、操作方法

最宜让患者采取方便医生操作而舒适的卧位姿势，以防晕针，并能顺利配合治疗。先以酒精擦拭针具消毒，然后在施术部位施以正确消毒，操作者以右手拇、食指握持针柄中部，中指、无名指轻卧针柄后部，小指轻托针柄末端，使虎口向内，针头垂直。操作时手臂悬空，右肘屈曲为90°，以手腕部运动形成主要的叩击力量，同时运用中指、无名指、小指的撬力，腕力与指力两者巧妙配合，灵活地在操作部位施以"弹刺"。

五、临床运用

磁圆梅针同时具有磁疗、圆利针和梅花针的三种临床功效，以叩刺方法为主，通过叩刺可以起到通经活络、活血化瘀的作用。

叩刺方法要依据患者年龄、病情轻重、疾病性质、病变部位等多个方面而确定实施。

在叩刺前首先决定施以刺激的强度，其刺激强度分为轻度、中度及重度三种。

轻度：施以轻手法，叩刺部位的皮肤无明显改变，叩刺时仅有震动感，轻叩为补。

中度：施以略强的刺激强度，叩击到皮肤潮红，第 2 天皮下有黄青色斑点。

重度：手法较重，叩击时皮下感觉痛感明显，叩至皮肤出现黄青色斑点，随即转为青紫色斑点，重叩为泻。

临床常根据迎随补泻法施以叩刺。

根据经脉循行方向施以叩刺：顺着经脉叩刺为补法，即"随而济之"为补；逆着经脉叩刺则为泻法，即"迎而夺之"为泻；沿着经脉来回叩刺为平补平泻。这是临床最常用的一种叩刺方法。

经脉叩刺法：即单纯叩刺经脉。可视病情叩刺一条或数条经脉，也可叩刺一条或数条经脉中之一段或几段。

穴位叩刺法：即单纯叩刺腧穴。一般来说主穴可重叩或多叩，配穴则轻叩或少叩。

局部叩刺法：即叩刺患部或患部周围（如皮炎、牛皮癣、斑秃等）的方法。

磁圆梅针的临床运用颇为广泛，可用于治疗各科多种疾病，如外科及皮肤科中的软组织损伤，肩周炎，颈椎病，跌打损伤所致血瘀肿痛，静脉曲张，风湿，类风湿，肱骨内、外上髁炎，鹅掌风，神经性皮炎，牛皮癣，湿疹等，均有良效；也可用于治疗内科中的胃下垂，急、慢性胃肠炎，泄泻，神经衰弱，动脉硬化等，用之也有较好的作用；还可用于治疗妇科病证，如子宫脱垂、不孕症等；治疗儿科病证，如小儿腹泻、小儿遗尿等；治疗耳鼻喉科疾病，如耳鸣、耳聋；还可用于防病保健，乌发美容等。

六、注意事项及禁忌证

（1）严重的感染、溃疡和创伤部位禁用。

（2）瘢痕、恶性肿瘤及严重的静脉曲张部位禁用。

（3）有凝血功能障碍性疾病患者不宜重叩。

（4）身体内植入金属者禁用，如心脏起搏器植入者禁用。

（5）高热、病情危重、严重心脏病患者及孕妇禁用。

（6）施术部位有重要神经、血管，在操作时无法避开时禁用。

（7）高血压患者血压较高时禁用。

（8）当患者情绪不稳定、不能有效配合、情绪高度紧张及精神病患者禁用。

第六节　师氏圆利针

一、圆利针一名的来源

《灵枢·九针十二原第一》曰："六曰员利针，长一寸六分……员利针者，大如氂，且员且锐，中身微大，以取暴气。"员同"圆"，员利针针尖如牛尾，"尖如氂，且员且锐"，针尖又圆又锐，所以取名为员利针。新圆利针仿古创新，进一步改制，成为柱形粗针，用于顽症痼疾及某些特殊疾病的治疗。

二、师氏圆利针的构造

新型圆利针的结构与毫针相似，以不锈钢材料制成，相当于22#~26#毫针，由针体与针柄两部分组成。针体长6cm，针体直径为1.5mm，针尖钝圆，呈松针形，与毫针相同，针柄由金属丝缠绕而成，长4cm，属于强通法针具。（图16）

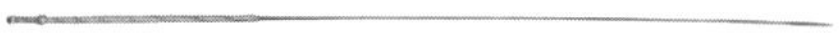

图16　圆利针

三、师氏圆利针的优点

师氏圆利针根据古九针中的员利针长、粗等特点而设，但师氏圆利针首先设制了长、中、短不同型号的针具，针对不同疾病选择适宜的针具，扩大了所治疗病种。其针尖、针体更利于进针，便于操作，减轻了患者痛苦。

四、操作方法

最宜让患者采取方便医生操作而舒适的卧位姿势，以防晕针，并能顺利配合治疗。先以酒精擦拭针具消毒，然后在施术部位施以正确消毒。采取双手进针法，因为圆利针较为粗大，所以进针要快，双手协同操作，以减轻进针疼痛。达到进针深度后，要找到应有的针感，或达到一定治疗目的，然后迅速出针，用无菌干棉球按压针孔片刻。

五、临床运用

师氏圆利针为调节筋、分肉，治疗筋病的有效针具，具有松筋通络、通痹止痛的作用。

（1）圆利针可用于治疗某些急症、重症、顽症，如偏瘫、截瘫、癫痫、三叉神经痛、富贵包、局限性神经性皮炎等。

（2）圆利针治疗运动系统疾病也有很好的疗效，如治疗风湿性关节炎、类风湿关节炎、强直性脊柱炎、股骨头坏死、膝关节骨性关节炎、腰椎间盘突出症、急性腰扭伤、坐骨神经痛等。

常用刺激部位：临床最常选取腰夹脊、秩边穴、环跳穴。

六、注意事项及禁忌证

（1）严重的感染、溃疡和创伤部位禁用。

（2）瘢痕、恶性肿瘤及严重的静脉曲张部位禁用。

（3）有凝血功能障碍性疾病患者禁用。

（4）身体极度虚弱的情况不宜使用。

（5）高热、病情危重、严重心脏病患者及孕妇禁用。

（6）施术部位有重要神经、血管，在操作时无法避开时禁用。

（7）高血压患者血压较高时禁用。

（8）当患者情绪不稳定、不能有效配合、情绪高度紧张及精神病患者禁用。

第七节　师氏梅花针

一、梅花针一名的来源

梅花针是一种浅刺皮肤针具，为后世医家所研究创制，在《内经》一书中而无相关针具记载。其构造是在一个针柄上嵌入 5~7 枚小针，装 5 枚的犹如梅花一样，所以称之为"梅花针"。也有装有 7 枚的针具，称之为"七星针"。因用于皮肤叩刺，所以也称之为皮肤针。

二、师氏梅花针的构造

师氏梅花针由针体、针座、针柄三部分构成。针体由 5~7 枚不锈钢针组成，镶嵌于针座内，针体又分为针身、针头两部分。针头之针尖较为钝圆，由传统的尖锐改为了钝尖，避免了传统梅花针之针尖尖锐刺痛；针柄由尼龙 101 制作，用来固定、镶嵌针体；针座有螺丝口与针柄连接，便于针尖的更换。针柄之尼龙具有良好的弹性，由两节组成，每节 12cm 左右，两节接头处有螺丝口衔接，便于拆装，用后可以分开，便于携带。（图 17）

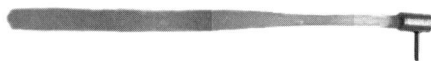

图 17　梅花针

三、师氏梅花针的优点

梅花针在古代九针针具中没有与之相应的针具，师氏根据现代临床所用的梅花针进一步完善改制，形成了新的师氏梅花针。师氏梅花针较传统梅花针针柄硬，针尖较传统梅花针钝，这一改良有效减轻了操作时给患者造成的疼痛，使得患者更易于接受治疗。

四、操作方法

最宜让患者采取方便医生操作而舒适的卧位姿势，以防晕针，并能顺利配合治疗。先以酒精擦拭针具消毒，然后在施术部位施以常规消毒。以右手食指压在针柄上，其余四指握住针柄，使针柄尾固定在如大陵穴前一横指处或固定在后溪穴附近。握持针柄应自如，既不能过紧，也不可过松，用腕部之力上下活动，灵活叩打，"一虚一实"（所谓"一虚一实"的叩刺，就是做两次叩刺动作，针尖只接触皮肤一次，中间空弹一次）地弹刺（所谓弹刺，就是叩刺时针尖接触皮肤后，产生一种反向作用力，使针轻微弹起，与此同时顺势敏捷提针）。

1. 操作要领

①叩刺时针尖着落要平、稳、准；②一定要弹刺、平刺，绝不能慢刺、压刺、斜刺或拖刺；③叩刺的力量，应主要发自腕部；④叩刺频率不应过快或过慢。根据不同刺激强度每分钟可叩刺 70~100 次，每个刺激点一般可叩刺 5~15 针，一般

连续叩刺 30~50 针，中间需要休息 20~30 秒。

2. 叩刺强度

临床根据患者的年龄、体质、疾病轻重及叩刺部位，可以施以轻、中、重不同力量的叩刺法。施以轻力叩刺称之为轻叩法，一般叩至皮肤略微潮红为度，用于久病虚弱者、老人、儿童及面部；用中等力量施以叩刺称之为中度叩刺法，一般叩至皮肤明显潮红，但无出血，这一强度的叩刺应用最广，除了头面部之外均可运用；用重力叩刺的方法称之重叩法，主要用于青壮年及病情较重的患者，一般叩至皮肤出血，常用于各井穴、阿是穴等。

叩刺法：分为循经叩刺、循经选穴叩刺、局部叩刺和腧穴叩刺四种方法。

（1）循经叩刺：按照经络的循行路线进行叩刺，可根据补泻施以顺经或逆经叩刺。

（2）循经选穴叩刺：就是循某一条经脉，选择某些穴位施以叩刺。

（3）局部叩刺：当疼痛、麻木及有皮肤病时，以叩刺病变局部为主。

（4）腧穴叩刺：根据疾病选择相应的腧穴施以叩刺。

五、临床运用

梅花针叩刺具有疏通经络、活血化瘀、防病保健的作用，应用广泛，临床可用于各科疾病的治疗，尤其对皮肤科、外科、神经系统、消化系统、心脑血管、五官科等疾病有较好的治疗作用，如治疗斑秃、神经性皮炎、皮肤瘙痒、丹毒、眩晕、头痛、面瘫、面肌痉挛、脑血管意外后遗症、脑动脉硬化、高血压、胃痛、腹泻、便秘、呃逆、呕吐、消化不良、急性扭挫伤、腰痛、肩周炎、颈椎病、落枕、鼻炎、耳鸣、耳聋、牙痛、近视、麦粒肿、扁桃体炎等，均有较好的疗效。

六、注意事项及禁忌证

（1）严重的感染、溃疡和皮肤破溃处禁用。

（2）瘢痕、恶性肿瘤及严重的静脉曲张部位禁用。

（3）有凝血功能障碍性疾病及出血性疾病患者禁用。

（4）身体极度虚弱的情况下不宜使用。

（5）急性传染病、炎症急性期、高热、病情危重、严重心脏病患者及孕妇禁用。

（6）施术部位有重要神经、血管，在操作时无法避开时禁用。

（7）高血压患者血压较高时禁用。

（8）当患者情绪不稳定、不能有效配合、情绪高度紧张及精神病患者禁用。

第八节　师氏火针

一、火针一名的来源

火针由来已久，早在《内经》中已提及，在《灵枢》中称之为"燔针"，其刺法称之为"焠刺"。当今医家将古代九针中大针称为当今之火针。燔：读音为fán，其意为焚烧、烤。这一针具在使用时先是用火烧红后再针刺，所以才有"燔针"之称。《伤寒论》中直接称之为"烧针"，针烧而用，《针灸资生经》中称为"白针"，意思是将针烧至发白之后再用，《针灸聚英》《针灸大成》《针灸集成》中均称为"火针"，其意思较为直观，所以其名称一直沿用至今。

二、师氏火针的构造

广泛来说，师氏火针包括六种类型，分别为细火针、中粗火针、粗火针（三种火针统称为单头火针，视为一种类型），平头火针（亦称扁头火针），勾火针，三头火针（也称为多头火针），火锟针及铍针。因为火锟针、火铍针与一般火针运用有极大区别，故另成为独立针具，在前面已经分别单独讲解过，故在此不再赘述。将细火针、中粗火针、粗火针归为单头火针中，所以下面按照单头火针、多头火针、平头火针三种分别论述。

1. 单头火针

单头火是由针体和针柄两部分构成。针体由耐高温的钨丝制成，保证不退火、不断裂、不弯曲、不变形，保持用针时所需的刚度与韧性。根据直径分为粗、细、中三种型号。直径0.5mm者为细火针，直径0.75mm者为中粗火针，直径1.2mm者为粗火针。针柄由盘龙，或木质，或其他隔热材料制成，各针尖均呈松针形。（图18）

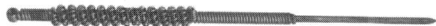

图18　单头火针

2. 多头火针（三头火针）

多头火针也称之为三头火针，是由三针缠制一体，每针直径为0.75mm，针柄

长 5cm，针身长 3cm，暴露 3 支针头。（图 19）

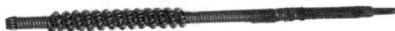

图 19　多头火针

3. 平（扁）头火针

平头火针直径为 1.2mm，前端无松针头，而是扁平的，所以也称之为扁头火针。（图 20）

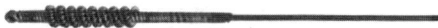

图 20　平头火针

除以上三种火针外，临床还常用勾火针，针身结构同细火针，在距针尖 0.8cm 处弯成约 100°。

三、师氏火针的优点

师氏火针根据新九针中的大针（即燔针）进一步改制而成，师氏火针更加丰富，创制了多种多样的火针，包括粗细不等的单头火针、三头火针、扁（平）头火针、勾火针等，前述锟针、铍针、镵针皆可用于火烧治疗相关疾病，可见师氏对火针确实有重大创新，成为新九针中最具特色的一种改制针具，为新九针之亮点，也是乔正中教授在临床中用之最具特色的、创新最多、用之最广的一类针具。正是因为各种火针的广泛运用，增加了对诸多顽症痼疾的治疗，极大拓宽了针刺治疗范围。师氏火针适用于内、外、妇、儿等各科百余种病证，特别是师氏火针针法开创了火针美容、火针治疗肛肠疾患等新的治疗领域，成为针刺治疗经典特色内容。

四、操作方法

最宜让患者采取方便医生操作而舒适的卧位姿势，以防晕针，并能顺利配合治疗。先以酒精擦拭针具消毒，然后在施术部位施以正确消毒。操作时固定好体位，找准针刺部位，确定好精准的针刺点，做好标记，右手拇、食、中指以持笔姿势持针柄，左手持酒精灯靠近施术部位，然后将选好的针具用95%的酒精灯烧，将酒精灯尽量靠近针刺部位，烧针时将针身倾斜45°，在酒精灯火焰中的外焰（外焰的温度最高）烧至针体前2/3，以达需求，一般针体烧至通红并发白时温度最高，根据治疗需求可将针烧至微红、通红、白亮三种热度，迅速对准针刺点速进疾出。

1. 进针方法

按照进针方式可分为以下几种方法。

（1）点刺法：这是火针最常用的方法，将火针烧至所需要的热度后迅速刺入选定的穴位。

（2）密刺法：用火针密集刺激，针刺间隔一般为1cm左右。多用于增生性及角化性皮肤病，如神经性皮炎等。

（3）围刺法：就是以火针围绕病变部位周围进行针刺的方法，针刺间隔一般以1~1.5cm为宜。此法能够改善局部血液循环，用于治疗带状疱疹等。

（4）散刺法：以火针疏散针刺病变部位的针刺方法，一般选择细火针，每针间隔以1.5cm左右为宜。具有除痹止痒、解痉止痛的作用，可用于治疗四肢麻木、肢体瘙痒及疼痛等疾病。

（5）烙熨法：在施术部位表面轻而缓慢地烙熨，多用平头火针或鍉针。可用于治疗色素痣、老年斑、疣及赘生物等。

（6）割治法：将针烧至所需热度，将火针刺入选定的囊腔低垂部位，深度以穿透囊壁为度。以粗火针或者铍针为用，治疗皮肤赘生物等。

（7）快针法：即进针达到合适深度后迅速出针，整个操作过程只有十分之一秒左右。根据进针深度又分为深速刺及浅点刺。此法具有温阳散寒、激发经气、行气活血的作用，是火针最常用的方法。

（8）慢针法：又称为深留刺，即将针快速刺入一定深度后，留针1~5分钟的方法。本法具有祛腐、化痰、软坚散结的作用，主要用于治疗顽症痼疾及剧痛，如三叉神经痛、顽固性坐骨神经痛、久泄、反复发作的哮喘等疾病。

2. 进针深度

一般来说，进针深度由针刺部位、病情性质、患者体质情况及季节气候等多方面因素而定。

皮肤、肌肉丰厚的部位可稍深刺，如四肢腕踝关节以上可针刺0.2~0.3寸；皮肤、肌肉较薄的部位宜浅刺，如头面部、井穴针刺深度在0.05寸左右，腕踝关节周围及以下、胸胁部位常针刺0.1~0.2寸；背部点刺0.1~0.3寸；腹部点刺0.3~1寸。年轻人、体质强壮者可稍深刺；老人、小儿宜浅刺；一般阿是穴或病变部位要深刺 0.3~0.5 寸。

五、临床运用

火针虽然由来已久，但是在近代针灸临床中用之甚少，几乎到了濒临灭绝的边缘，使得这一特色疗法被搁浅，其中新九针的诞生及运用极大推广了现代针灸学临床火针的应用，这是新九针中用之最具特色的部分，也是新九针最大的贡献。新九针的推广运用极大促进了火针在临床的普及运用，使得火针在现代针灸临床中又展现出了朝气蓬勃的生命力。

火针具有温阳散寒、化气利水、温经通络、祛瘀止痛、补养气血、升阳举陷、清热解毒、消癥散结、生肌敛疮等多种功效，可简单归纳为"温"（温经散寒）、"通"（通经活络）、"补"（补养气血）、"清"（清热解毒）、"消"（消癥散结）作用。

由此可见，火针具有广泛的作用，因此临床可用于各科疾病的治疗，尤其点刺法可适用于多种疾病的治疗，凡没有火针禁忌证的情况几乎都可以用细火针点刺法。下面谈一谈细火针之外其他火针的临床运用。

1. 中粗火针及粗火针

可用于关节积液、囊肿、小面积的黏膜溃疡、乳痈、疖肿排脓、脂肪瘤、小面积色素痣、血管瘤、各类疣等。

2. 多头（三头）火针

一般有两种刺法。一是烙灼刺法，此法是将针尖烧至通红，准确刺入高出皮肤表面的痣体或瘤体，将疣（瘤）体组织烧至干枯坏死。此法主要用于治疗直径在 0.3cm 以上的黑痣、中等大小的疣、刺瘊、外阴白斑等；二是点灸刺法，将针烧至微红，在患病局部或穴位上轻点，也具有"灸"法的治疗作用。一般每穴可点灸 2~3 针，局部可散在点灼 5~10 针。此法主要用于治疗虚寒性胃脘痛、慢性泄泻、风湿性关节炎、四肢顽麻冷痹等症。

3. 平（扁）头火针

平头火针是一种针尖部位为平齐或钝圆状的火针针具，以灼熔浅表部位病变组织为特点，主要用于治疣、浅表溃疡、大面积浅表痣、雀斑、老年斑、黄褐斑等。一般将针烧至微红，然后由浅渐深点灼患部，同时刮出有色素的组织。

4. 勾火针

将针烧热后，对准胬肉位置，边烙烫边勾挑，适用于治疗胬肉攀睛等。

六、注意事项及禁忌证

（1）在治疗前先与患者做好解释工作，避免其紧张，让患者取卧位，以减少晕针的发生。

（2）注意用火安全，酒精灯酒精容量以不超过 2/3 为宜，防止火灾及烧烫伤。

（3）针刺前要注意严格消毒，针刺后要嘱患者保护好针孔，针刺处 3 日内勿沾水，以防感染。

（4）火针疗法要做到"红""准""快"三原则。

（5）火针进针要求必须准确，所以在针刺时一定确定好针刺部位，做好针刺标志。

（6）当针刺后针刺处皮肤高起皮肤并发红或者发痒，切忌搔抓，可用碘伏涂擦，直到症状消失为止。

（7）单头火针刺法，刺毕一针应立即用酒精棉球用力按压针孔，可防止出血，有效减轻疼痛。严禁搓揉，以免出血。

（8）高热、病情危重、糖尿病患者和孕妇慎用火针疗法。

（9）颜面及四肢宜用细火针，不宜深刺。

（10）疲劳过度、饥饿和过度紧张的患者，不宜施治。

（11）一定掌握好针刺深度，切忌过深，避免损伤血管、肌腱、重要组织器官。

第九节　师氏毫针

一、毫针一名的来源

毫针是传统针灸疗法中最主要的针灸工具，用之最广，各科疾病均可采用毫针治疗，因此掌握毫针的针刺操作与临床运用是针灸临床的基本功。在新九针中，毫针也是用之最广的针具，那么毫针之名是如何诞生的呢？

毫针为古九针之一，在《内经》中则有较为详细的论述，如《灵枢·九针十二原第一》中言："七曰毫针，长三寸六分。"又言："毫针，尖如蚊虻喙。"在《灵枢·九针论第七十八》中曰："七曰毫针，取法于毫毛，长一寸六分。"毫针模仿毫毛的形状制成，且针细如毫毛，故称为毫针。

二、毫针的构造

目前所用毫针多由不锈钢制成，也有用金、银或合金制成者。毫针分为针尖、针身、针根、针柄、针尾五个部分。针的尖端锋锐部分称为针尖，又称针芒；针柄与针尖之间的主体部分称为针身，又称为针体；针身与针柄连接的部分称为针根；针身与针根之后持针着力的部分称为针柄；针柄的末梢部分称为针尾。针柄与针尾一般用铜丝或银丝缠绕，呈螺旋状或圆筒状，针柄的形状有圈柄、花柄、平柄和管柄等多种。

毫针可有多种规格，其规格是以针身的长短和粗细来区别，以"mm"为计量单位。目前临床以长短为 1~3 寸（25~75mm）、粗细为 28~30 号（0.38~0.32mm）规格的毫针应用最多。（图 21）

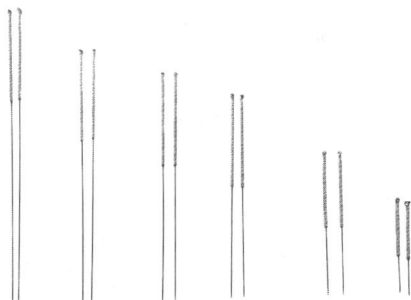

图 21 毫针

三、师氏毫针

师氏毫针与古代毫针基本相同，与现代临床所用毫针完全一致。师氏用毫针配合其他各种针具用于临床，使得治疗效果更为理想，并且拓宽了针刺治疗范围，加强了治疗效果，极大提高了有效率与治愈率。师氏结合自己长期临床经验创制了多种毫针针刺手法，这也是其特点之一。

四、操作方法

最宜让患者采取方便医生操作而舒适的卧位姿势，以防晕针，并能顺利配合治疗。先以酒精擦拭针具消毒（目前多数是应用一次性毫针，个别落后地区还用循环针），然后在施术部位施以正确消毒。操作时根据针刺部位固定好体位，操作者右手持针施术，称为"刺手"，左手爪切、按压所刺部位或辅助固定针身，称为"押手"。刺手以拇、食、中三指扶持针柄，运用指力使针尖快速透入皮肤，再捻转刺向深层。押手固定穴位，夹持针身，重切肌肤，减少刺痛，协助调节、控制针感。临床根据操作部位和所用的针具不同施以不同的进针方法。

1. 单手进针法

一般多用于较短的毫针。

2. 双手进针法

双手配合，协同进针，又有 4 种不同的进针方法。

（1）指切进针法（又称爪切进针法）：适宜于短针进针。

（2）夹持进针法：适宜于长针进针。

（3）舒张进针法：适宜于皮肤松弛部位的穴位进针。

（4）提捏进针法：适宜于皮肉浅薄部位的穴位进针。

3. 管针进针法

用金属管或特制的进针器代替押手，选用平柄或管柄毫针，从管中拍入或弹入穴位内，进针后将套管或进针器抽出。这是新诞生的一种操作方法，若是能熟练掌握针刺技巧，应尽可能不用这种管针进针法。

毫针在针刺操作时一定掌握好针刺的角度、方向、深度，这是增强针感、提高疗效、防止意外事故发生的重要环节。正确掌握针刺的角度、方向和深度，一定要根据施术的穴位所在具体位置、患者体质、病情需要和针刺手法等实际情况灵活掌握。

在毫针操作时为了使之得气、调节针感以及进行补泻而施以行针，也称之为运针，这是取得疗效的重要环节，得气与否以及气至的迟速，不仅直接关系针刺治疗效果，而且还可以预示疾病的预后。一般来说，得气迅速时疗效较好，得气缓慢时效果较差，而不得气时，就可能无疗效。如《金针赋》言："气速效速，气迟效迟……生者涩而死者虚，候之不至，必死无疑。"因此毫针针刺时一定注重行针的操作。

五、临床运用

毫针疗法适用范围广泛，临床可用于各科各系统各种病症的防治。

六、注意事项及禁忌证

（1）患者过于饥饿、疲劳、精神过度紧张时，不宜立即进行针刺，对身体瘦弱、气虚血亏的患者应尽量选用卧位，手法宜轻。

（2）孕妇 3 个月内者，不宜针刺小腹部的穴位。若超过 3 个月以上者，腹部、腰骶部穴位也不宜针刺。对于一些特殊穴位，如三阴交、合谷、昆仑、至阴等具有通经活血功效的穴位，在妊娠期应禁刺。

（3）小儿不配合，一般不留针。婴幼儿囟门未必合时，不宜针刺头顶部的穴位。

（4）凝血功能障碍性疾病及出血性疾病患者禁用。

（5）皮肤有感染、溃疡、瘢痕或性质不能明确的肿瘤部位不宜针刺。

（6）对胸、胁、背及腹部脏器所在部位的穴位，不宜深刺，掌握好进针角度、方向及深度。

（7）针刺眼区及颈项部的穴位，也要掌握好进针角度和深度，不宜大幅度提插、捻转和长时间留针，以免伤及重要组织器官。

（8）对尿潴留等患者在针刺小腹部穴位时，也要掌握好针刺方向、角度及深度，以免误伤膀胱。

（9）在针刺时要严格认真操作，确保安全，避免晕针、滞针、弯针、断针、血肿等意外情况的发生。

临床秘验篇

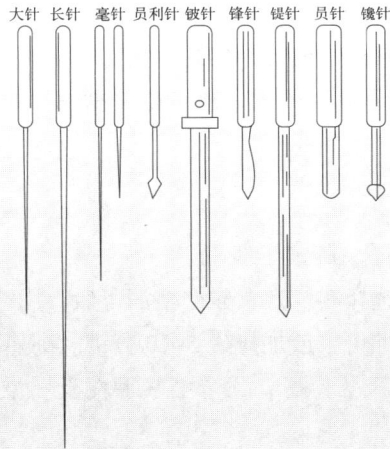

大针　长针　毫针　员利针　铍针　锋针　锃针　员针　镵针

第三章　内科病证

第一节　感冒

感冒俗称伤风，是最常见的病证，人的一生中或轻或重都可能有过感冒的发生。感冒是风邪侵袭人体所致的外感疾病，常表现为鼻塞、流涕、恶寒发热、咳嗽、头痛、全身不适等。由于感受邪气不同，又分为风寒感冒和风热感冒两大类，并有夹湿、夹暑的兼证，以及体虚感冒的差别。在西医学中称之为上呼吸道感染。如果因非时之气而致，并在一个时期内广泛流行，称为"时行感冒"，在西医学中称之为流行性感冒。

新九针治疗感冒具有治疗方便、作用迅速、疗效可靠、安全无不良反应的优势，因此值得在临床上大力推广运用。新九针的临床运用如下。

1. 锃针

基本处方：大椎、风池、肺俞、肩井、合谷。

配穴：鼻塞、流涕者加迎香；头痛者加太阳；咳嗽者加鱼际；发热者加曲池；风寒者加风门；风热者加尺泽；暑湿者加足三里。

方法：用锃针按摩以上穴位，逐渐用力至患者耐受为度，不同的穴位施以不同的力度，每穴按摩 2~3 分钟。根据症状轻重不同，每日可施以治疗 1~2 次。

注：本方法主要适用于惧针刺者，或者感冒初期、症状较轻的患者，也可以配合其他方法同时运用。

2. 锋勾针或三棱针

基本处方：大椎、尺泽、肺俞、少商。

方法：根据病情每次选择 2~3 穴，先严格消毒后，用锋勾针勾刺出血或用三棱针点刺出血，使之出血数滴即可，或加拔罐 5~10 分钟。高热不退者加井穴点刺放血。

注：本方法主要用于风热感冒，或者咽喉肿痛及咳嗽患者，或与毫针针刺配合运用。

3. 梅花针

基本处方：大椎及项部、背部膀胱经第 1 胸椎至第 7 胸椎。

方法：在叩刺区常规消毒后，用梅花针施以叩刺，以中等手法反复叩刺，叩至微微出汗或微出血即可，然后再加拔火罐 5~10 分钟。

注：本方法尤其适用于风热型及流感患者，特别适宜早期患者，病情重者可配合毫针或火针疗法。

4. 火针

风寒证处方：大椎、列缺、风门、肺俞、足三里。

风热证处方：大椎、合谷、曲池、风门、肺俞。

方法：诸穴常规消毒，大椎、风门、肺俞用中粗火针点刺，每穴点刺 1~3 下，深度控制在 0.3 寸以内，速刺不留针。风热证可在大椎火针点刺放血。合谷用细火针点刺一下，深度控制在 0.5 寸内，不留针。曲池、足三里用中粗火针每侧点刺 3 下，深度控制在 1 寸内，速刺不留针。每日或隔日治疗 1 次。

5. 毫针

基本处方：液门、风池、外关、合谷。

配穴：高热者加曲池；头痛者加印堂、太阳；鼻塞、流涕者加迎香；咽喉肿痛者加少商、商阳；咳嗽者加尺泽、鱼际；风寒者加风门、列缺；风热者加曲池、尺泽；暑湿者加中脘、足三里。

方法：诸穴常规消毒，针刺时宜浅，除了虚人感冒外均施以泻法，少商、商阳点刺放血。每日治疗 1 次。毫针治疗适应证广泛，具有较佳的作用，临床可单独运用，也可同时与其他方法配合运用。

第二节　咳嗽

咳嗽是肺系常见疾病之一，临床中将有声无痰称为咳，有痰无声称为嗽，一般多痰、声并见，很难截然分开，所以临床多咳嗽并称。在临床中根据发病原因又分为外感与内伤两类。外感咳嗽为六淫外邪侵袭于肺而致，临床又分为风寒咳嗽、风热咳嗽及风燥伤肺三种证型；内伤咳嗽为脏腑功能失调累及肺而致，临床又分为痰湿咳嗽、肺阴亏虚、脾肾阳虚及肝火犯肺四种证型。临床施治时必须先要明确患者是外感还是内伤所致，再进一步辨证分型。

西医学认为，咳嗽为呼吸系统疾病之症状，可见于多种呼吸系统疾病，如上呼吸道感染、气管 - 支气管炎症、肺炎、肺结核、支气管扩张、肺源性心脏病、肺癌等疾病中。可见咳嗽一证较为复杂，尤其是内伤咳嗽，临证更需要全面分析，正确辨证。正如《素问·咳论篇》言："五脏六腑皆令人咳，非独肺也。"所以临床也常多方法、多手段同时施治，新九针几种方法的配合运用可有效提高治疗效果，临床运用如下。

一、外感咳嗽

1. 磁圆梅针

基本处方：肺经循行线、肺俞、风门、身柱、云门、尺泽、列缺、鱼际。

方法：先常规消毒，用磁圆梅针在肺经循行线上施以叩刺，以中度手法反复叩刺3遍，叩至皮肤潮红为度。以上诸穴重点叩刺，每日1次。

注：本方法可适用于惧针者，或者咳嗽初期、症状较轻的患者。症状严重者也可以配合其他方法同时运用。

2. 锋勾针或三棱针

基本处方：肺俞、身柱、天突、胸夹脊。

方法：根据病情每次选择2~3穴，先严格消毒，用锋勾针在每穴勾刺或用三棱针点刺2~3下，使之出血，再加拔罐3~5分钟。

注：锋勾针主要适用于慢性反复性严重咳嗽，三棱针主要适用于发病较急的患者，均可与毫针同时配合运用，一般交替用穴，急性咳嗽可隔日放血1次，慢性咳嗽每周勾刺1~2次即可，以勾断皮下纤维为度。

3. 梅花针

基本处方：颈背部督脉、膀胱经，喉部两侧足阳明胃经，胸部任脉及肺经。

方法：操作部位常规消毒，喉部两侧轻度叩刺，余处施以中度手法，反复叩刺3~5遍，以微出血为度，每日或隔日治疗1次。

注：临床可单独运用此法或与毫针配合运用。

4. 火针

基本处方：肺俞、云门、尺泽、列缺。

配穴：风寒者加风池、风门；风热者加大椎、身柱；风燥者加液门、鱼际；慢性者加背部颈5~胸13夹脊穴。

方法：诸穴常规消毒，肺俞、风门、风池、身柱施以细火针，将针烧至通红发白后快速频频点刺，每穴点刺3下，深度为0.1~0.2寸；余穴施以中粗火针速刺法，点刺不留针，深度根据肌肉厚度而定，一般为0.1~0.3寸。急性期隔日治疗1次，慢性者每周治疗2次。

5. 毫针

基本处方：天突、尺泽、鱼际、列缺。

配穴：风寒者加风门、合谷；风热者加大椎、曲池；风燥者加照海、廉泉。

方法： 常规消毒，天突注意操作方法，针刺不留针，或者留针 1~3 分钟，余穴常规操作，一般施以泻法，急性病可每日治疗 2 次，慢性咳嗽可每日或隔日治疗 1 次。

毫针治疗适用于各种原因的咳嗽，可单独运用，也可以配合其他方法同时运用。

二、内伤咳嗽

1. 三棱针或锋勾针

基本处方： 肺俞、尺泽部位瘀络、足三里至丰隆区域瘀络。

方法： 常规消毒，急性者在肺俞、尺泽部位点刺后加拔罐，足三里至丰隆区域瘀络任其自然出血即可。虚证使少量出血，实证可使出血量稍多。每周治疗 1~2 次。慢性者用锋勾针勾断其皮下纤维，每 7~10 天治疗 1 次。

2. 火针

基本处方： 肺俞、天突、中府、太渊。

配穴： 痰湿者加丰隆、阴陵泉；肝火犯肺者加期门、行间；肺阴亏虚者加膏肓、太溪；脾肾阳虚者加脾俞、肾俞。

方法： 常规消毒，肺俞、期门、膏肓以细火针烧至通红发白后快速频频点刺 3 下，其深度为 0.1~0.2 寸；其余穴位以中粗火针速刺不留针，深度根据肌肉厚度而定，为 0.2~0.3 寸。每周治疗 2 次。

3. 毫针

基本处方： 肺俞、中府、太渊、三阴交、足三里。

配穴： 痰湿者加阴陵泉、丰隆；肝火犯肺者加行间、鱼际；肺阴亏虚者加太溪、膏肓。

方法： 常规消毒，诸穴常规针刺，实证者施以平补平泻法，虚证施以补法，每日或隔日治疗 1 次。可以加用灸法。

临床中对于内伤咳嗽不仅可以通过以上针刺方法进行治疗，也可以配合运用艾灸、埋线、药物贴敷等方法治疗，具有极佳的临床疗效，尤其是对顽固性反复发作的咳嗽患者，临床应予以重视。

第三节 哮喘

哮喘是哮与喘的并称，哮是指喉中有哮鸣音，被称为"哮证"，喘是指呼吸急促，被称为"喘证"，有哮必有喘，有喘但不一定有哮，二者在临床中常同时发生，故合称哮喘。中医学认为，本病是以宿痰伏肺为主因，外邪侵袭、饮食不当、情志刺激、体虚劳倦为诱因。西医学认为本病是一种常见的支气管变态反应性疾病，常由各种不同过敏源（如花粉、灰尘、皮毛等）所引起。本病有反复发作的特点，可发生于任何年龄和季节，尤以寒冷季节和气候骤变的时候发作频繁。哮喘一般多突然发生，发作时表现为呼吸急促，喉中哮鸣，甚至张口抬肩、鼻翼扇动、不能平卧等症状，可持续数小时至数天后缓解。

本病近些年发病呈明显上升趋势，西医学对本病的预防不足，新九针治疗及预防哮喘发作有极大优势，值得临床推广运用。新九针的临床运用如下。

1. 磁圆梅针

基本处方：背部督脉，胸腹部任脉及足太阳膀胱经第1、第2侧线；手太阴肺经上肢循行线；足阳明胃经、足太阴脾经膝关节以下循行线；肺俞、定喘、膏肓、尺泽、列缺、膻中、中脘、气海、足三里。

方法：以上部位常规消毒，施以中度手法叩刺经脉，反复叩刺3~5遍，叩至潮红为度，重点穴位施以重叩，每日或隔日治疗1次，可单独运用，或与毫针并用。

2. 锋勾针或三棱针

基本处方：定喘、陶道、身柱、天突。

方法：常规消毒，用锋勾针将皮下纤维挑断，或每穴勾割3~5下，或用三棱针点刺，使之出血，加拔罐5分钟，刺血每周治疗1次，3~5次为1个疗程；锋勾针每7~15天治疗1次，3次为1个疗程。

3. 梅花针

基本处方：鱼际至尺泽穴手太阴肺经循行线及第1胸椎至第12胸椎旁开1.5寸足太阳膀胱经循行线。

方法：常规消毒，循经施以中度手法叩刺，反复叩刺5~7遍，以皮肤潮红或微渗血为度。可与磁圆梅针交替运用，或与其他方法配合运用。

4. 火针

基本处方：定喘、肺俞、天突、膻中、大椎。

配穴：寒邪袭肺者加风门、孔最；痰热壅肺者加丰隆、尺泽；肺气不足者加膏肓、太渊；脾虚者加脾俞、足三里；肾虚者加肾俞、关元。

方法：诸穴常规针刺，定喘、肺俞、天突、膻中、风门、太渊、脾俞、关元用细火针，将针烧至通红后每穴快速点刺 1~3 下，深度为 0.1~0.2 寸；余穴以中粗火针速刺，深度根据肌肉厚度而定，一般深度为 0.2~0.3 寸。每周治疗 2 次。

5. 毫针

基本处方：肺俞、定喘、膻中、中府、太渊。

配穴：急性者加天突、孔最；实证者加尺泽、鱼际；虚证者加膏肓、太溪；痰多者加丰隆、足三里。

方法：诸穴常规消毒，注意肺俞、中府、定喘穴针刺深度与方向，膻中向下平刺，诸穴可同时加灸法。发作期时每日治疗 1~2 次，缓解期每日或隔日治疗 1 次。

以上诸法以毫针治疗最为常用，哮喘通过三伏贴或埋线治疗也有很好的作用，临床也可以根据情况与他法配用，尤其在缓解期者，若患者惧针或没有治疗时间者均可以运用埋线法治疗，对于冬季症状较为明显的患者可以配用三伏贴施治。

第四节　胸痹

胸痹在中医学中又称为"真心痛""厥心痛"等，与西医学中的心绞痛、冠心病、心肌梗死等疾病相类似。中医学认为，胸痹的发生多与寒邪内侵、饮食失节、情志失调、劳倦内伤、年老体衰等因素有关。病机总属本虚标实，急性期以标实为主，缓解期以本虚为主。

本病近些年发病率呈明显上升趋势，具有发病率高、复发率高、死亡率高的特点，已成为目前导致人类死亡的重要疾病之一，因此重视本病的预防、治疗迫在眉睫。目前临床主要是以西药治疗为主，其治疗多缠绵难愈，反复发作，治疗较为棘手。通过临床实践来看，针刺治疗本病，无论急性期治标，还是缓解期治本，均有确切疗效，其中新九针多种方法的治疗起到了很好的协同作用。新九针的临床运用如下。

1. 梅花针

基本处方：胸部任脉、足阳明经及阿是穴。

方法：操作部位常规消毒，根据病情由上而下施以中度至重度叩刺，疼痛发作时施以重叩，其余施以中度叩刺，反复叩刺 3~5 遍，叩至皮肤潮红或微出血为度，加拔罐 5~10 分钟。每日治疗 1 次。

注：梅花针叩刺一般配合毫针针刺同时运用，较少单独用针。

2. 磁圆梅针

基本处方： 内关至大陵穴之间；膈俞以上背俞、胸部任脉及肘以下心包经。

方法： 以上分为两组处方，一般两组处方交替用针，也可以根据病情选择一组处方。根据用穴常规消毒，内关至大陵间叩刺可用于急性发作时，用磁圆梅针快速轻叩，以出现向心性电击感为度，或者使其症状明显缓解为止。第二组方施治时一般反复叩击 3~5 遍，以出现皮肤潮红、充血为度，或症状缓解为止。每日治疗 1 次。

注：在临床中磁圆梅针多与毫针同时配合运用，以提高疗效。

3. 锋勾针或三棱针

基本处方： 曲泽、心俞、厥阴俞。

方法： 首先常规消毒，锋勾针施以勾割刺法，以挑断皮下纤维或出血为度，三棱针以点刺出血为度，同时配合拔罐疗效更佳。每周治疗 1~2 次。

4. 毫针

基本处方： 内关、郄门、阴郄、膻中、巨阙。

配穴： 气滞血瘀者加太冲、膈俞；寒邪凝滞者加至阳、神阙；痰浊内阻者加丰隆、阴陵泉；阳气虚衰者加关元、至阳。

方法： 常规消毒，膻中向下平刺，神阙用灸法，余穴常规针刺，寒邪凝滞及阳气虚衰者可同时加用灸法。急性者每日治疗 1~2 次，慢性者可每日或隔日治疗 1 次。毫针疗法可以单独运用，也可与其他方法配合运用。

第五节　呃逆

呃逆俗称"打嗝"，是日常很常见的病证，病情的轻重程度相差很大，轻者不治可自愈，重者治疗较为棘手，尤其某些重症顽疾突然并发呃逆，多是疾病加重的表现，甚至是某些疾病之危候。西医学称之为"膈肌痉挛"，中国古代称之为"哕"。中医学认为，本病的发生常因饮食不节、情志不遂或正气亏虚引起，其病机是气机上逆或冲气上逆动膈。正如《景岳全书》所言："致呃之由，总由气逆。"

导致呃逆的原因众多，可见于西医学中的多种疾病，如胃神经官能症、胃炎、胃癌、肝硬化、脑血管病、尿毒症等多种疾病均可并发呃逆。

针刺治疗呃逆效果较为理想，对单纯呃逆者可有针到呃逆立止之效。新九针的临床运用如下。

1. 锓针

基本处方：攒竹或翳风。

方法：在操作前，先让患者深吸一口气，尽可能憋气，然后用锓针在穴位上由轻至重用力按压，使患者产生明显酸胀痛感，以能够耐受为度，一般按压 1~3 分钟。当患者不能憋气后再迅速下咽，一次若不能缓解，反复按压 2~3 次。一般任选一穴，一穴不能缓解再换另一穴位操作。本方法主要用于新病患者，对新病者疗效甚佳。

2. 磁圆梅针

基本处方：背部膀胱经第 1 侧线和胸腹部任脉，尤其是膈俞、肺俞、肝俞、膻中、上脘、中脘。

方法：叩刺部位常规消毒，先顺经自上而下施以轻叩刺，反复叩刺，再重点叩击上述重点穴位，叩至患者症状消失或者每日治疗 1 次。

3. 火针

基本处方：膈俞、膻中、中脘、内关、足三里。

配穴：肾虚者加太溪；肝气上逆者加太冲；气虚亏虚者加气海。

方法：常规消毒后，将细火针烧至通红发白，每穴快速点刺 1~3 下，其针刺深度以患者的肌肉厚度而定，膻中穴轻轻点刺即可，其余穴位叩刺深度为 0.3~0.5 寸。每 3 天治疗 1 次。本法主要用于治疗顽固性呃逆患者。

4. 毫针

基本处方：中脘、足三里、内关、膻中、膈俞。

配穴：肝气郁滞者加太冲、期门；胃火上逆者加内庭；胃阴不足者加胃俞、三阴交；畏寒积滞者中脘加灸；脾胃虚弱者加脾俞、胃俞。

方法：常规消毒，膻中向下平刺 0.3~0.5 寸，内关施以快速捻转法，强刺激，余穴常规刺。肝气郁滞、胃火上逆者施以泻法，畏寒、脾胃虚弱者宜加用灸法。急性者每日治疗 1~2 次，慢性者每日或隔日治疗 1 次。凡是一般方法不能解决的情况，均可取用毫针治疗。

第六节　胃脘痛

胃脘痛又称为胃痛，是以上腹胃脘部近心窝处疼痛为主症的病证，俗称"心窝子痛""心口痛"，古代又称为"心痛""心下痛"。胃脘痛应与真心痛相区别，如《灵枢·邪气脏腑病形》曰："胃病者，腹胀，胃脘当心而痛。"《医学正传》曰："古方九种心痛……详其所由，皆在胃脘，而实不在于心。"《灵枢·厥病》载："真心痛，手足青至节，心痛甚，旦发夕死，夕发旦死。"可见，真心痛是一种比较严重的证候，故在临床上应详加辨别，以免误诊误治。中医学认为，本病的发生主要与寒邪犯胃、饮食伤胃、情志不畅和脾胃素虚等因素有关。

胃脘痛作为一种症状可见于多种西医学疾病中，如胃痉挛（急性胃炎）、慢性胃炎、消化性溃疡、胃神经官能症、胃下垂等。

新九针治疗胃脘痛有较好的作用，不但能够迅速止痛，还能够治本，临床可根据患者的具体病情选用一种方法，或者几种方法协同运用。新九针的临床运用如下。

1. 磁圆梅针

基本处方：背俞、背部夹脊、中脘、足三里、内关。

方法：操作部位常规消毒，背俞及背部夹脊穴从上至下叩击 3~5 遍，以中度手法叩击出现红晕为度。尤其重叩胸 7~ 胸 12 段及中脘、足三里、内关。每天治疗 1 次，7~10 次为 1 个疗程。

注：轻证患者可以单独运用此法，重者可配合毫针运用。

2. 梅花针

基本处方：肝俞、胆俞、脾俞、胃俞、上脘、中脘、下脘、梁门、关门、太乙、滑肉门、天枢。

方法：施以中度手法叩刺，急性者每天 1 次，慢性者隔天 1 次，急性者 5 次为 1 个疗程，慢性者 10 次为 1 个疗程。

3. 锋勾针或三棱针

基本处方：胃俞、脾俞、足三里。

配穴：急性者加至阳；慢性者加膈俞。

方法：先常规消毒，锋勾针施以勾割刺法，以出血为度，三棱针点刺放血，然后加拔罐。每周治疗 1 次。

注：锋勾针主要用于顽固性患者，临床可单独运用此法，也可以配合毫针一同运用。

4. 火针

基本处方：足三里、中脘、内关、公孙。

配穴：寒邪犯胃者加建里；饮食停滞者加上脘、梁门；肝气犯胃者加太冲、期门；气滞血瘀者加膈俞、膻中；脾胃虚寒者加脾俞、胃俞；胃阴不足者加胃俞、三阴交。

方法：常规消毒，公孙穴以细火针烧至通红后快速点刺 1~3 下，其深度为 0.05~0.1 寸，建里、太冲、膻中、脾俞、胃俞、三阴交以细火针烧至通红后迅速点刺 1~3 下，深度为 0.1~0.2 寸；余穴以中粗火针速刺法，点刺不留针，一般针刺深度为 0.2~0.3 寸。

注：可以单独运用火针，也可以和其他方法结合运用，急性者隔天治疗 1 次，慢性者每周治疗 2 次。

5. 毫针

基本处方：中脘、足三里、内关。

配穴：寒邪犯胃者加梁丘、建里；饮食伤胃者加梁门、下脘；肝气犯胃者加期门、太冲；瘀血停胃者加血海、三阴交；胃阴亏虚者加三阴交、胃俞；脾胃虚寒者加脾俞、胃俞。

方法：常规消毒，诸穴用毫针常规针刺。寒邪犯胃、脾胃虚寒者，可加用灸法；急性胃痛者每日治疗 1~2 次，或使疼痛明显缓解，慢性胃痛可每日或隔日治疗 1 次。

毫针针刺治疗胃痛具有确切疗效，可有标本兼治的作用，对寒邪犯胃及脾胃虚寒者，加配灸法其效更佳，是治疗胃痛的有效方法。

第七节　腹泻

腹泻是以大便次数增多，便质稀溏或完谷不化，甚至如水样为主要表现的病证。中医称之为泄泻，大便溏薄而势缓者称之为"泄"，大便清稀如水而势急者称为"泻"，因二者在临床中常常相互转化，故并称为"泄泻"。前者指西医学之慢性肠炎，后者指急性肠炎。中医学认为，本病的发生常是由感受外邪、饮食所伤、情志失调、病后体虚及禀赋不足等因素而致。

腹泻主要见于西医学中的急慢性肠炎、肠易激综合征、胃肠道功能紊乱、慢性非特异性溃疡性结肠炎、克罗恩病、肠结核等疾病中。

新九针治疗急、慢性肠炎有较好疗效，若能正确运用新九针，治疗急性肠炎可迅速止泻，治疗慢性肠炎则可达到标本兼治之效，故在临床中值得推广运用。新九针的临床运用如下。

一、急性腹泻

1. 磁圆梅针

基本处方：背俞穴及腹部任脉、阳明经。

方法：叩击部位常规消毒，诸背俞穴叩击 3 次，尤其重点叩击大肠俞、小肠俞、三焦俞，叩击 5~7 次；腹部任脉、阳明经均叩至皮肤发红，重点叩击中脘、天枢、水分，叩击 5~7 次。一般多与毫针并用，每日或隔日治疗 1 次。

2. 火针

基本处方：天枢、上巨虚、下巨虚。

配穴：寒湿者加阴陵泉、建里；湿热者加公孙、内庭；伤食积滞者加下脘、梁门。

方法：常规消毒，用中粗火针，将针烧至通红发亮，采用速刺法，点刺不留针，深度根据肌肉厚度而定，一般深 0.2~0.3 寸。隔日治疗 1 次。

3. 毫针

基本处方：天枢、水分、上巨虚、阴陵泉。

配穴：湿热者加曲池、内庭；食滞肠胃者加下脘、梁门；寒湿内盛者加关元、神阙；肝气乘脾者加太冲、期门。

方法：常规消毒，神阙用灸法，余穴常规刺。寒湿内盛者可加用灸法。每日治疗 1~2 次。

二、慢性腹泻

1. 磁圆梅针

基本处方：背俞穴及腹部任脉、阳明经。

方法：叩刺部位常规消毒，施以中度叩击手法，各背俞穴叩击 2~3 次，尤其重点叩击脾俞、胃俞、大肠俞、小肠俞、肾俞，各 3~5 次；腹部任脉、阳明经均叩至皮肤发红，尤其重点叩击中脘、脐周、天枢、关元，各 3~5 次。一般多与毫针并用，每日或隔日治疗 1 次。

2. 火针

基本处方：大肠俞、天枢、上巨虚、三阴交。

配穴：脾胃虚弱者加足三里、脾俞；肾阳虚衰者加命门、肾俞、关元；肝气乘脾者加太冲、期门、脾俞；腹痛者加陷谷；呕吐者加内关、中脘。

方法：常规消毒，用中粗火针，将针烧至通红透亮，施以速刺法，每穴点刺 1~3 下，点刺不留针，深度根据肌肉厚度而定，一般深 0.2~0.3 寸。每周治疗 2~3 次。火针治疗慢性腹泻极具特效，是临床有效方法，可与其他方法配合运用。

3. 毫针

基本处方：神阙、天枢、关元、上巨虚、三阴交。

配穴：脾胃虚弱者加足三里、脾俞；肾阳虚衰者加命门、肾俞；肝气乘脾者加太冲、期门；久泄者加百会、气海；泻下脓血者加曲池、合谷、孔最。

方法：常规消毒，脾胃虚寒、肾阳虚衰者均可加用灸法，神阙穴只灸不针，余穴常规针刺，每日或隔日治疗 1 次，10 次为 1 个疗程。

灸法治疗腹泻有特殊作用，疗效确切，尤其是治疗慢性腹泻，灸法具有特效。因此对慢性腹泻，临床可以同时配合艾灸方法，针灸并用功效倍增，对脾胃虚弱、肾阳虚衰者单独施灸也能较快达到治疗效果，值得临床重视。

第八节　便秘

便秘即大便秘结不通，主要表现为排便周期延长，或周期不长，但粪质干结，排出艰难，或粪质不硬，虽有便意，但排便不畅。在中医学中还有多种称谓，如"燥结""秘结""肠结""脾约""大便难"等。中医学认为，本病的发生由饮食不节、情志失调、年老体虚、感受外邪所致。

西医学认为，便秘是排便次数明显减少，每 2~3 天或更长时间一次，无规律，粪质干硬，常伴有排便困难的病理现象。临床分为功能性便秘和器质性便秘，以功能性便秘为多见，发病率甚高，尤其多见于老年人，由于年老肾气亏虚，津液不足，不能濡润肠腑，故而出现便秘。目前西医学尚无有效疗法，多治标而不治本。针灸自古就是治疗便秘的可靠方法，具有简单实效、标本兼治的效果，是针灸学的优势病种之一。新九针的临床运用如下。

1. 磁圆梅针

基本处方：脾俞以下背俞、腹部任脉、阳明经、膝关节以下阳明经。

方法：叩刺部位常规消毒，施以中度手法，自上而下连叩 5~7 遍，叩至皮肤充血为度，每日或隔日治疗 1 次，连续 10 次为 1 个疗程。

2. 火针

基本处方：大肠俞、天枢、支沟、上巨虚。

配穴：热秘者加内庭、曲池；虚秘者加脾俞、气海；气秘者加太冲、中脘；冷秘者加关元。

方法：常规消毒后，选用细火针，将针烧至通红发白，每穴迅速点刺 1~3 针，深度依患者胖瘦及穴位位置而定，一般四肢针刺深度为 0.2~0.3 寸，腹背部针刺深度为 0.3~0.5 寸。每 2 天针刺 1 次。

3. 圆利针

基本处方：大肠俞、代秩边。

方法：针刺部位常规消毒，用圆利针深刺，得气后施以轻微捻转手法，使针感向肛肠部位放射，并有便意，留针 1~2 分钟即可出针。

注：代秩边为师氏专用新穴。其取穴方法为，患者取侧卧位，下腿伸直，上腿屈曲，上腿屈髋屈膝，膝关节屈曲 130°，躯干部稍向前胸倾斜。以髂嵴高点和股骨大转子两点间距离为边长，向后方臀部做一等边三角形，两边相交处的顶点即为本穴。

4. 梅花针

基本处方：胸腰夹脊、腰骶部、腹部、腹股沟。

方法：叩刺部位常规消毒，施以中度手法，反复叩刺 3~5 遍，叩至皮肤潮红为度，一般前 5~7 天每日治疗 1 次，1 周后可隔日治疗 1 次，一般治疗 10 次即可痊愈。

5. 锋勾针

基本处方：大肠俞、小肠俞、三阴交。

方法：常规消毒，采用勾割刺法，用锋勾针挑断皮下肌肉纤维，用消毒棉球消毒，然后贴敷创可贴。每 7~10 天治疗 1 次，一般治疗 3~5 次即可痊愈。

6. 毫针

基本处方：天枢、腹结、支沟、照海。

配穴：热秘者加曲池、合谷；气秘者加太冲、中脘；冷秘者加关元、神阙；虚秘者加气海、脾俞。

方法：常规消毒，神阙穴施以灸法，余穴常规针刺，冷秘、虚秘者可加用灸法。每日或隔日治疗 1 次。

毫针疗法治疗便秘疗效确切，便秘属于针灸学之优势病种，若能辨证准确，凡功能性便秘皆能较快达到治疗效果，若配合其他疗法，疗效更佳。

以上方法对便秘的治疗均有较佳疗效，临床可根据患者病情特点选择适宜的方法。除了以上疗法，埋线疗法治疗便秘也有很好的效果，若对针刺有恐惧感，或没有针刺治疗时间的患者，可以选择用埋线疗法，一般 3~5 次即可获得明显疗效。

第九节　癃闭

癃闭是以排尿困难，少腹胀痛，甚则小便闭塞不通为主症的一类疾病。癃是指小便不畅，点滴而出，病势较缓；闭是指小便欲解不能，胀急难通，病势较急。癃与闭都是指排尿困难，只是程度有所不同，两者往往相互转化，病理病机相同，故常合并称为"癃闭"，临床常一同论述。

中医学认为，本病常因湿热下注、肝郁气滞、肾气亏虚以及尿路瘀阻导致三焦气化不利，膀胱开合失司所致。《内经》言："膀胱者，州都之官，津液藏焉，气化则能出矣。""膀胱不利为癃。"

引起癃闭的原因众多，可见于西医学多种疾病中，凡排尿不畅及完全不能排尿的疾病均归属于本病范畴。新九针中有多种方法能够治疗本病，临床根据患者病情可以仅用一种疗法，也可以几种方法联合运用。新九针的临床运用如下。

1. 锋勾针

基本处方： 腰骶部反应点（自第 2 腰椎至尾椎，督脉及膀胱经旁开 1.5 寸寻找阳性反应点）及八髎穴。

方法： 针刺部位常规消毒，锋勾针勾断皮下纤维，或每个反应点勾割 2~3 下，使之出血，每次选用 3~5 个阳性反应点，勾刺后可拔罐 5~10 分钟。若以勾断皮下纤维治之，可每 10~15 天治疗 1 次，点刺出血则每周治疗 1 次。

注： 本法一般多用于反复发作的患者，以前列腺肥大及增生等引起者尤为适宜，多与其他方法配合运用。治疗闭证时，各种方法同用以达缓解症状之目的。阳性反应点为皮下结节或如米粒大小的红疹，压之不褪色。

2. 梅花针

基本处方： 腰骶部督脉、膀胱经，下腹部任脉、肾经（尤其中极、关元）及小腿内侧阳性反应点。

方法： 叩刺部位常规消毒，用中度手法叩刺，反复叩刺 3~5 遍，叩至皮肤潮红为度。每天治疗 1 次。

注： 对于癃证可以单独运用梅花针叩刺，对于闭证可配合应用其他方法以达到缓解症状目的。阳性反应点为压痛点、皮下结节处。

3.圆利针

基本处方：秩边透水道。

方法：针刺部位常规消毒，用圆利针针刺，使针感到达会阴处，以有麻窜感为佳，施以轻手法，小幅度快速捻转泻法，捻转1分钟即可出针。本法疗效极佳，治疗癃证或闭证皆效，是简单实效的好方法，值得推广。

4.火针

基本处方：次髎、膀胱俞、中极。

方法：常规消毒，选用细火针，将针烧至通红发亮，迅速点刺，每穴点刺2~3次，针深一般为0.3~0.5寸。

注：针刺中极应当注意，因癃闭患者膀胱高度充盈，所以针刺时应控制好针刺深度。本法主要用于治疗顽固性癃证。

5.毫针

基本处方：中极、水道、三阴交、足三里、阴陵泉。

配穴：膀胱湿热者加委中、行间；肝郁气滞者加太冲、蠡沟；肾气亏虚者加肾俞、太溪；肺热壅盛者加尺泽、鱼际。

方法：常规消毒，针刺中极时针尖宜稍斜向下，并使针感向会阴部传导，针刺时注意不可过深，因癃闭患者膀胱高度充盈以免伤及膀胱。余穴常规针刺。闭证治疗以症状缓解为止，癃证每日或隔日治疗1次。

通过临床治疗经验来看，施以艾灸或小腹部施以热敷法有非常好的疗效，尤其对于闭证有确切疗效，在神阙或中极穴施以热敷或艾灸后往往能迅速缓解症状。对于癃证，艾灸也有较佳的疗效。在针刺法中，尤以秩边透水道治疗有特效，可谓是特效之法。

第十节　淋证

淋证是指小便频数，淋沥刺痛，尿之不尽的一种病证。中医学认为，本病常因外感湿热、饮食不节、情志失调、禀赋不足或劳伤久病而致。导致本病的病因较多，其临床表现各异，根据其症状和病因病机分为六种淋证，即热淋、气淋、石淋、血淋、膏淋、劳淋。在临床上各种淋证多相互并见，单一症状表现者较少，因此统称为淋证。

淋证可见于西医学中的泌尿系感染、结石、结核、肿瘤和急慢性前列腺炎、乳糜尿等疾病，以尿频、尿急、尿痛、血尿、排尿异常、腰痛为主症。

新九针治疗淋证疗效确切，具有用法简单、疗效快捷而无不良反应的优点，临床根据患者症状可选用一种方法或几种方法联合运用。新九针的临床运用如下。

1. 锋勾针或三棱针

基本处方：八髎穴及腰骶部阳性反应点。

方法：首先准确找出腰骶部反应点，一般选取 3~5 个点，常规消毒后，取锋勾针勾割，勾断皮下纤维，一般每 10~15 天治疗 1 次，或用三棱针点刺出血，并加拔罐，每周治疗 1 次。

注：腰骶部阳性反应点为此处皮下结节，或者如米粒大小的红疹，压之不褪色。

2. 梅花针

基本处方：三阴交、曲泉、关元、曲骨、水道、归来、第 3 腰椎至第 4 骶椎夹脊。

方法：叩刺部位常规消毒，施以轻叩手法，反复叩刺，叩至皮肤红润为度。每日治疗 1 次，7~10 次为 1 个疗程。

3. 毫针

基本处方：中极、关元、水道、三阴交、阴陵泉。

配穴：热淋者加委中、行间；石淋者加马金水、马快水；血淋者加血海、孔最；气淋者加气海、太冲；膏淋者加足三里、气海；劳淋者加足三里、肾俞。

方法：常规消毒，针刺前应排空膀胱，注意进针深度，中极穴针尖宜稍斜向下方，使针感向会阴部放射，既提高了疗效，又避免了针刺风险，急性患者每日可治疗 1~2 次，或使症状缓解为止，慢性患者可每日或隔日治疗 1 次。

注：马金水、马快水为董氏穴位，针刺二穴治疗肾结石、输尿管结石、膀胱结石均有特效。马金水在外眼角直下至颧骨下缘凹陷处；马快水在马金水直下 4 分。二穴倒马针常用于肾结石、输尿管结石及膀胱结石的治疗。二穴运用多能使疼痛立解，且有很好的排石之效。

第十一节　不寐

不寐，通常称为失眠。凡经常不易入睡，睡眠时短，或睡眠不深，或夜梦不断，表现为睡眠质量下降，均为不寐，归属于西医学中的睡眠障碍。中医学又称为"不得眠""不得卧""目不瞑"。导致不寐的原因很多，因思虑忧愁，操劳太过，损伤心脾，气血虚弱，心神失养；或房劳伤肾，肾阴亏耗，阴虚火旺，心肾不交；或脾胃不和，湿盛生痰，痰热上扰心神；或抑郁恼怒，肝火上扰，心神不宁或脑之元神受扰均可致失眠。

睡眠是每个人日常基本生活内容，充足的睡眠、均衡的饮食和适当运动，是国际社会公认的三项健康标准。正常情况下一个人有1/3的时间是在睡眠中度过，一个人的健康与睡眠有重要的关系，是维持健康不可缺少的组成部分。时下随着经济全球化、生活节奏加快，导致睡眠障碍普遍存在，据世界卫生组织调查显示，全世界目前已有超过27%的人有睡眠问题，通过当前临床来看，发病率有增无减。目前西医仍尚无有效方法，一般以镇静药物为主，这类药物具有很强的耐药性和成瘾性，并且仅治标不治本。经过长期临床观察，新九针治疗不寐具有作用快、疗效高、无耐受性、无不良反应等多种优势。新九针的临床运用如下。

1. 梅花针

基本处方：印堂、百会、四神聪、安眠、大椎、心俞、膈俞、肝俞、脾俞、肾俞。

方法：常规消毒，用梅花针轻轻叩刺，每次5~10分钟，以局部皮肤潮红为度。每日治疗1次，7~10次为1个疗程。

注：对于轻度失眠仅用此法即有很好的作用，对于重度失眠可以结合毫针同用，本法配合毫针治疗具有良好的疗效。

2. 磁圆梅针

基本处方：从项至腰骶部的夹脊，肘关节以下的心经、心包经。

方法：叩刺部位常规消毒，施以轻叩手法，尤其心经更宜轻叩，自上而下连续叩3~5遍，叩至皮肤红晕为度。每日治疗1次，10次为1个疗程。

注：对于轻度失眠可以仅用此法即可有效解决，当睡眠正常后需要继续叩刺一段时间以巩固疗效，重度失眠多与毫针疗法配合运用，具有很好的协同作用。

3. 火针

基本处方：方一：脐中四边（在神阙穴上、下、左、右四个点）。

方法：常规消毒，取用多头火针，每点针刺1~3针。

方二：百会、神庭、心俞、脾俞。

配穴：心脾两虚者加神门、三阴交；心肾不交者加神门、太溪；心胆气虚加神门、丘墟；肝火上扰者加行间、侠溪；痰热上扰者加丰隆、内庭。

方法：常规消毒后，取用细火针，将针烧至通红白亮后迅速点刺，针刺深浅根据穴位局部肌肉的厚度来决定，一般深度为 0.2~0.3 寸，隔日治疗 1 次。

注：脐中四边为经外奇穴，又名脐四边、腹四穴，位于腹部脐中上、下、左、右各旁开 1 寸处（包括脐上水分和脐下阴交两个任脉之穴）。

方一与方二可交替运用，也可以任选一方案，与毫针疗法交替配合运用其效更佳。

4. 锋勾针或三棱针

基本处方：背俞穴阳性反应点，配合耳尖、耳背瘀络。

方法：每次选用 3 个阳性反应点，常规消毒，在背俞穴阳性反应点施以勾割，勾断皮下纤维，一般每 10~15 天治疗 1 次，三棱针点刺出血也可，点刺后加拔罐；耳尖用三棱针点刺挤捏出血，耳背上 1/3 处瘀络点刺使自然出血。每周治疗 1~2 次。

注：背俞穴阳性反应点为结节、压痛或米粒大小的红疹，压之不褪色。

耳尖及耳背瘀络点刺放血治疗失眠有很好作用，具有适应证广的特点，无论轻重与虚实皆有较好的疗效，本法多与毫针配合运用。

5. 毫针

基本处方：百会、神庭、四神聪、印堂、神门、安眠、风市。

配穴：心脾两虚者加内关、太白；心胆气虚者加内关、丘墟；心肾不交者加内关、太溪；痰火上扰者加丰隆、大陵；肝火上扰者加行间、侠溪。

方法：常规消毒，实证百会向后刺，虚证向前刺，神门针刺不宜过深，一般不超过 0.5 寸，余穴常规刺，实证施以泻法，虚证施以补法。每日或隔日治疗 1 次。

注：毫针治疗失眠有很好的作用，若能辨证准确，可速见疗效，对于顽固性失眠可配合其他疗法，尤其配用锋勾针或三棱针运用，极具特效。失眠是毫针针刺治疗的优势病种之一。

第十二节　痫病

痫病归属于西医学中的癫痫，是一种常见的发作性神志异常疾病，以猝然昏仆、牙关紧闭、强直抽搐、两目上视、口吐白沫、醒后如常人为特征，以突然发作、自行缓解、多次反复发作为主要特点，俗称"羊痫风""羊角风"。

中医学认为本病的发生多与先天因素、七情失调、脑部外伤及六淫之邪侵袭、饮食失调等有关。本病的基本病机是痰、火、瘀血以及先天因素等使气血逆乱，蒙蔽清窍而致神机受累，元神失控。

痫病目前仍属于难治性疾病，治疗较为棘手，西医学用药难以控制病情，且药物不良反应大，患者多难以坚持治疗。针灸施治无论即时之效还是远期疗效均较满意，尤其新九针中几种治疗方法配合运用，其效更为满意。新九针的临床运用如下。

1. 锋勾针或三棱针

基本处方：大椎、水沟、中冲。

方法：常规消毒，用锋勾针勾刺或三棱针点刺出血即可。

注：这一方法主要用于急性发作时急救的治疗。

2. 梅花针

基本处方：头部三阳经（即督脉、足太阳经、足少阳经）。

方法：叩刺部位常规消毒，施以轻叩手法，反复叩 3~5 遍，叩至皮肤泛红。每日治疗 1 次。

注：本方法主要用于缓解期的治疗，常与毫针配合运用。

3. 磁圆梅针

基本处方：自大椎至长强及背部夹脊穴、肘关节以下心经及心包经。

方法：常规消毒，施以轻叩手法，反复叩击，叩至皮肤发红。

注：这一方法也主要用于缓解期的治疗，可与梅花针叩刺交替运用，配合毫针施治。

4. 毫针

（1）急性发作期的基本处方：水沟、百会、内关、后溪、涌泉。

方法：常规消毒，毫针针刺，水沟穴针尖朝向鼻中隔方向刺入，施以雀啄手法，强刺激，余穴常规刺，手法宜重。

注：也可以先施以锋勾针治疗，无锋勾针时可以用毫针施治，以患者恢复正常为度。

（2）缓解期的基本处方：百会、印堂、风池、间使、丰隆、太冲、腰奇。

配穴：心脾两虚者加心俞、脾俞；心肾亏虚者加心俞、肾俞；肝肾阴虚者加太溪、三阴交；肝火上扰者加行间、侠溪。

方法：常规消毒，诸穴常规针刺，每日或隔日治疗 1 次。本病需要长时间坚持治疗方能痊愈，当病情稳定后，再每周治疗 2~3 次以巩固疗效。对于病程长、病情严重者可配合磁圆梅针或梅花针叩刺治疗，以提高临床疗效。

除了新九针疗法外，埋线疗法治疗本病也有较好的疗效，临床可以与其他方法配合运用，尤其在巩固期施以埋线法，既节约了患者的就诊时间，也能起到很好的巩固治疗作用，值得临床推广运用。

第十三节　风湿性关节炎

风湿性关节炎是一种常见的急性或慢性结缔组织炎症，可反复发作，并常累及心脏。临床主要表现为关节和肌肉游走性酸痛、重着、疼痛，是风湿热的主要表现之一，多以急性发热及关节疼痛而发病。

本病典型的表现为轻度或中度发热，游走性关节炎，受累关节多为膝、踝、肩、肘、腕等大关节，常由一个关节转移到另一个关节，病变局部呈现红、肿、灼热、剧痛，部分患者可几个关节同时发病。急性炎症一般2~4周消退，不留后遗症，但常反复发作。如果风湿活动累及心脏，则可导致心肌炎，甚或造成心脏瓣膜病变。

本病属于中医学"痹证"之范畴。中医学认为，居处潮湿、感受风寒等外来邪气、素体虚弱、气血不足、腠理不密是产生痹证的内在因素，风寒湿热之邪乘虚入侵，留滞于经络肌肉关节，气血痹阻不通，从而产生肢节酸麻疼痛、屈伸不利诸症。新九针的临床运用如下。

1. 锋勾针或三棱针

基本处方： 大椎、膈俞、身柱。

配穴： 上肢疼痛者，加曲泽、尺泽；下肢疼痛者，加委中、委阳。

方法： 常规消毒，锋勾针勾刺或三棱针点刺出血，锋勾针勾刺每周治疗1次，三棱针点刺每周治疗2次，刺后加拔罐10分钟，疗效满意。临床与毫针疗法配合运用其效更佳。

2. 磁圆梅针

基本处方： 大椎至腰骶部督脉及背俞穴、阿是穴、曲池、外关、内关、血海、阴陵泉。

方法： 叩刺部位常规消毒，施以中度手法自上而下叩刺，反复叩至皮肤充血。每日治疗1次，10次为1个疗程。临床一般多与其他方法配合运用。

3. 火针

基本处方： 大椎、膈俞、曲池、外关、合谷、风市、血海、阴陵泉、风市、足三里、阿是穴。

方法： 常规消毒，选用细火针，将针烧至通红发白后迅速点刺，速进速出，阿是穴点刺 3~5 下，针刺稍深，具体深度根据穴位位置及患者的胖瘦决定。每周治疗 1~2 次，4 次为 1 个疗程。火针疗法对本病有较好的疗效。

4. 毫针

基本处方： 曲池、合谷、外关、足三里、阳陵泉、阴陵泉、三阴交。

配穴： 根据疼痛部位配用局部经穴及阿是穴。

方法： 常规消毒，阿是穴可以围刺，余穴常规针刺。急性期每日治疗 1 次，缓解期隔日治疗 1 次，10 次为 1 个疗程。

注： 临证时根据患者的症状特点，毫针配合上述方法合用其效更佳，尤其配合刺血疗法或火针，有很好的协同作用。

第十四节　类风湿关节炎

类风湿关节炎属于中医学"痹证"之范畴。中医学认为本病的发生是由风、寒、湿等邪气侵袭人体，滞留肢体筋脉、关节，气血痹阻而成。此外，机体肝肾亏虚、正气不足亦是导致发病的重要内在因素，所谓"正气存内，邪不可干"，"邪之所凑，其气必虚"，肢体筋脉关节痹阻，气血运行不畅，致不通和不荣而痛。由于感邪偏盛不同，其临床表现也各不相同。

西医学认为本病是一种以关节滑膜炎症为特征的慢性全身性自身免疫性疾病。滑膜炎症可反复发作，导致关节软骨及骨质破坏，最终导致关节畸形及功能障碍。本病可发生在任何年龄阶段，以中年女性多发。本病目前属于难治性疾病，西医学尚无可靠的方法，常以激素为首选，但药物不良反应大，难以治本。通过长期针灸临床来看，针灸疗法对本病有较好的作用，但是本病为全身性疾病，病因复杂，症状波及全身，治疗较为棘手，因此多方法、多手段协同治疗是治疗本病的重要条件，尤其是新九针相互为用为本病开辟了新的治疗思路。新九针的临床运用如下。

1. 锋勾针

基本处方： 腰背部背俞穴及夹脊穴处阳性反应点、阿是穴。

方法： 采用勾割法，每次选用 3~5 个挑刺点，针刺点常规消毒，用锋勾针挑断其皮下纤维。每 15~20 天治疗 1 次。

注： 阳性反应点为压痛、结节及红疹，红疹高出皮肤，压之不褪色。本病是复杂性疾病，所以临床中一般不单独使用一种方法，锋勾针法常与其他疗法配合运用，在治本上有很好的疗效。

2. 三棱针

基本处方：大椎、膈俞、肘窝部瘀络、腘窝部瘀络、小腿外侧瘀络、阿是穴。

方法：针刺部位常规消毒，可在以上穴点及各部位找瘀络点刺放血，每次根据患者的体质、病情的轻重决定针刺点多少以及决定出血量多少，一般每7~10天刺血1次。

注：阿是穴以最痛的部位为穴位，三棱针点刺放血有较好的疗效，无论即时止痛还是治本，皆有较好的作用，临床常与毫针或火针配合运用。

3. 梅花针

基本处方：腰背部背俞及华佗夹脊，大椎至腰骶的督脉（尤其膈俞、肝俞、脾俞、肾俞、大椎、筋缩、至阳、命门、腰阳关），下肢膝关节以下的肾经、肝经、胃经。

方法：叩刺部位常规消毒，施以中度叩刺法，由上而下反复叩刺，叩至皮肤潮红为度，重点穴位加强叩刺，叩至微微出血，加拔罐。一般隔日治疗1次，10次为1个疗程。

注：本法一般不单独运用，常与其他方法配合运用。

4. 火针

基本处方：若以上肢肿痛为显著，取 C_4~T_3 段夹脊穴，若以下肢肿痛主，取 L_1~L_5 段华佗夹脊，阿是穴。

方法：针刺穴位点常规消毒，选用细火针或中粗火针，四肢末端阿是穴用细火针，将针烧至通红发白后迅速频频浅刺，速进慢出（乔正中教授主张在阿是穴施以速进针缓出针的针刺方法，对改善疼痛及关节变形有较好作用），每穴点刺3下，一般深0.05~0.1寸；肘、膝、踝及夹脊穴用中粗火针，将针烧至白亮，迅速点刺0.5~1寸，速刺。每周治疗1次，10次为1个疗程。

注：火针疗法对本病也较好的作用，无论在即时止痛方面还是治本方面上均有确切的疗效。

5. 毫针

本病病程长，缠绵难愈，病情复杂，因此根据病程长短及临床症状表现，在治疗时常分为早、中、晚3个时期，根据不同时期确定不同的治疗方案。

第一阶段：初期，邪气亢盛阶段，病在经络。

基本处方：风池、大椎、曲池、合谷、外关、阳陵泉、足三里、八邪、八风。

方法：常规消毒，诸穴常规针刺，施以泻法，可加用灸法。每日或隔日治疗

1 次。

第二阶段：中期，邪气入于胃肠，伤及脾胃。

基本处方：大椎、中脘、水分、大横、气海、三阴交、足三里、血海、丰隆、阴陵泉。

方法：穴位常规消毒，诸穴常规针刺，补泻兼施，可加用灸法。每日或隔日治疗 1 次。

第三阶段：末期，伤及筋骨，病及肝肾。

基本处方：内关、阳池、脾俞、三焦俞、肾俞、中脘、神阙、关元、足三里、太溪、太冲。

方法：常规消毒，神阙施以灸法，余穴常规针刺，施以补法，可加用灸法。每日或隔日治疗 1 次。

注：根据不同时期选择基本处方，根据患者症状加配相关穴位，尤其注意根据患者疼痛的不同部位可加用相应阿是穴。

因为本病属于难治性疾病，因此临床常需要多方法、多手段配合运用，一般多选择 2~3 种方法配合运用，通过长期临床治疗效果来看，艾灸疗法治疗本病也有很好的疗效，尤其是化脓灸，无论是对即时症状的改善，还是远期治本的作用，皆有确切疗效。

第十五节　中风

中风相当于西医学中的脑卒中，即脑血管意外，包括缺血性和出血性两大类。缺血性脑卒中包括脑血栓形成、脑栓死和腔隙性脑梗死，约占全部脑卒中的 70%~80%；出血性脑卒中主要包括脑出血和蛛网膜下腔出血。中风是目前发病率高、死亡率高、致残率高、复发率高的"四高"疾病，是影响人类健康的重要疾病之一。目前本病已呈现年轻化趋势。高龄、肥胖、糖尿病、高血压、高血脂、动脉硬化等因素一直是中风风险增加的危险因素。

本病俗称"偏枯""半身不遂"，是以突然昏倒、不省人事，伴口角歪斜、语言不利、半身不遂，或不经昏仆仅以口歪、半身不遂为主要表现的病证。

中医学认为本病的发生常与饮食不节、情志内伤、思虑过度、年老体衰等因素有关。本病病机较为复杂，急性期以风、火、痰、瘀等标实证为主；恢复期及后遗症期则表现为虚实夹杂或本虚标实证，气虚、阴虚证候逐渐明显。

临床根据其发病形式分为中经络和中脏腑，并施以不同的治疗。目前针灸治疗卒中后遗症是世界公认的优势方法，具有疗效高、作用快、恢复满意、无不良反应等多种优势。新九针中多种方法的结合运用其效果更加满意，更有效提高了临床有效率与治愈率。新九针的临床运用如下。

1. 三棱针

基本处方：十二井穴或十宣穴。

方法：常规消毒，用三棱针点刺出血。

注：本法主要用于中脏腑的急救处理。

2. 锋勾针

基本处方：哑门、风府；照海、申脉。

方法：常规消毒，用锋勾针勾割皮下纤维，使其皮下纤维勾断，每10天治疗1次。也可用锋勾针勾刺出血，每周治疗1次。

注：哑门、风府用于语言不利或饮水、进食呛咳者（假性球麻痹）。申脉、照海用于足内、外翻患者的治疗。

3. 梅花针

基本处方：头部病灶部位、手足井穴及十二经原穴、络穴，均取双侧。

方法：操作部位常规消毒，一般用中度手法叩刺，体质强壮者可用重手法，体质弱者可用轻手法，头部各经、患侧经穴叩3次，叩至微出血，健侧经穴叩1次。每日治疗1次，20次为1个疗程。

4. 磁圆梅针

基本处方：背部督脉、膀胱经，患侧肢体三阳经（尤其是肩髃、曲池、合谷、伏兔、足三里、解溪）。

方法：叩刺部位常规消毒，一般施以中度手法叩刺，自上而下反复叩刺至充血为度。每日治疗1次，20次为1个疗程。本方法有较好的疗效，可与其他方法配合运用。

5. 火针

中脏腑基本处方：百会、风府、水沟、内关、十二井穴。

方法：常规消毒，百会、风府、水沟、内关用细火针速刺法，针刺深度为0.1~0.2寸，十二井穴用细火针快速频频点刺约0.05寸。

中经络基本处方：百会、肩髃、曲池、合谷、阳陵泉、足三里、太冲。

方法：常规消毒，百会以细火针速刺法，针刺深度约为0.1寸，肩髃、曲池、阳陵泉、足三里用中粗火针烧至通红发白后快速点刺，速进速出，进针0.3~0.5寸

（软瘫时针刺宜浅，硬瘫时针刺宜稍深），合谷、太冲针刺深度为 0.2~0.3 寸。

6. 毫针

中脏腑基本处方：水沟、百会、内关。

配穴：闭证配十二井、太冲；脱证配关元、神阙。

方法：常规消毒，水沟用雀啄法，以眼球湿润为度；内关用捻转泻法；百会闭证用毫针刺，施泻法，脱证用灸法；十二井穴点刺放血；关元、神阙用重灸法。

中经络基本处方：灵骨、大白、足三重、百会、风池、风市、阳陵泉、曲池、内关、足三里、三阴交。

配穴：上肢不遂者加肩髃、手三里；手指不伸者加合谷透后溪、后溪透合谷、尺泽；下肢不遂者加环跳、阴陵泉、太冲、解溪；足内翻者加丘墟透照海；口角歪斜者加颊车透地仓、地仓透颊车；语言不利者加廉泉、通里、哑门；便秘者加支沟、天枢；尿失禁、尿潴留者加中极、关元。

方法：常规消毒，早期选取健侧穴位，后遗症期健侧与患侧相互并重。灵骨、大白及足三重穴均取健侧穴位，若是肌张力高的患者，将灵骨、大白调为重子、重仙穴。早期每日治疗 1 次，病程长者隔日治疗 1 次，10 次为 1 个疗程。注意在针刺时先针健侧，然后让患者配合患侧的活动，再针刺患侧穴位。

注：灵骨、大白、足三重均为董氏奇穴，三个穴位的运用是治疗卒中后遗症的重要组合，具有确切疗效，用于肌张力低下的患者，肌张力高者调整为董氏奇穴的重子、重仙。

灵骨穴在手背拇指与食指叉骨间，第 1 掌骨与第 2 掌骨结合处。大白穴在手的背面，大指与食指叉骨间陷中，即第 1 掌骨与第 2 掌骨中间之凹处（紧贴第 2 掌骨）。足一重穴在外踝直上 3 寸向前横开 1 寸；足二重穴在一重穴上 2 寸；足三重穴在二重穴上 2 寸。重子穴在虎口下约 1 寸，即大指掌骨与食指掌骨之间。重仙穴在大指骨与食指骨夹缝间，离虎口 2 寸。

卒中后遗症的治疗重在康复功能锻炼，因此在治疗期间一定嘱患者配合进行正确的康复功能锻炼。以上方法的治疗对改善患者的症状均有很好作用，临床应根据患者实际病情选择适宜的方法配合治疗。

第十六节　面瘫

面瘫又称为"口眼歪斜""口僻"，俗称"吊线风"，以突然出现口眼歪斜为主症，患侧眼睑不能闭合，露睛流泪，不能皱眉皱额，鼻唇沟歪斜变浅，鼓起患侧口角漏气，不能吹口哨，流涎，咀嚼食物时食物残渣常潴留于患侧牙齿之间。少部分患者在发病前有明显的以耳垂为中心的疼痛，即西医学所言病毒性面瘫。

本病相当于西医学中的周围性面神经麻痹。西医学中又分为贝尔氏面瘫和亨特氏面瘫两种，临床中以贝尔氏面瘫为多见，其病因在西医学中尚不明确，少见的为亨特氏面瘫，西医学认为与病毒感染有关。一般来说，亨特氏面瘫更难治疗，需要治疗时间更长。

中医学认为，劳作过度，机体正气不足，脉络空虚，卫外不固，风寒或风热之邪乘虚入中面部经络，或头面部外伤，致气血痹阻，经脉功能失调，筋肉失于约束，故出现面瘫。

针灸治疗本病具有卓效，是目前治疗本病安全、有效的首选方法，值得临床重视。新九针的临床运用如下。

一、发展期（早期，发病 1 周内）

1. 镵针

基本处方： 患侧口腔黏膜。

方法： 常规消毒后，纵向划割 4~5 下，至出血为度，不宜太深，以免伤及大血管。每周治疗 1~2 次。

注： 这一方法治疗面瘫有很好的作用，在民间一直被广泛运用，很多患者仅以此法治疗也获痊愈，值得临床重视。

2. 梅花针或磁圆梅针

基本处方： 头面部各经（尤其风池、风府、风门为重点穴），颈椎旁夹脊穴。

方法： 叩刺部位常规消毒，头面部施以轻、中度手法叩刺 3 遍，重点穴位叩刺至明显充血，颈椎旁夹脊叩刺 5 遍。每日治疗 1 次。

注： 本法常作为其他治疗方法的辅助治疗。

3. 火针

基本处方： 攒竹、颊车、地仓、风门、风池、翳风、合谷、至阴。

方法： 常规消毒，面部穴位与至阴穴用细火针烧至通红后迅速点刺 1~3 下，速进速出，点刺深度约为 0.05 寸。余穴以中粗火针迅速点刺，一般深度为 0.2~0.3 寸。每周治疗 2 次。

4. 毫针

基本处方： 阳白、翳风、颊车、地仓、颧髎、风池、合谷。

配穴：风寒者加列缺；风热者加曲池；耳后痛者加完骨；人中沟歪斜者加水沟；鼻唇沟歪斜者加迎香；颏唇沟歪斜者加承浆；抬眉困难者加攒竹。

方法：常规消毒，合谷取用健侧穴位，面部穴位选用患侧，先针远端穴位，再针面部穴位。面部穴位手法不宜过重，针刺宜浅，肢体部远端穴位手法宜重，行泻法。

二、恢复期（稳定期，发病 1~3 周）

1. 锋勾针或三棱针

基本处方：风池、阳白、迎香。

方法：常规消毒后，将其诸穴勾刺出血或点刺出血即可。每周治疗 1 次。

2. 镵针

方法同"发展期"。

3. 梅花针或磁圆梅针

基本处方：头面部患侧各经（尤其阳白、太阳、地仓、颧髎、颊车、牵正为重点穴）。

方法：叩刺部位常规消毒，施以中度手法，反复叩刺 3 遍，重点穴位叩刺至明显充血，每 2 天治疗 1 次。

4. 火针

基本处方：四白、阳白、颊车、地仓、迎香、下关、太阳、足三里、合谷、解溪。

配穴：眼闭合不全者加百会、养老；口角歪斜者加大迎、商阳、厉兑。

方法：常规消毒，面部穴位以细火针烧至通红后迅速点刺 1~3 下，速进速出，点刺深度约为 0.05 寸。余穴以中粗火针迅速点刺，一般深度为 0.2~0.3 寸。每周治疗 2 次。

5. 毫针

基本处方：合谷、足三里、上巨虚、太阳、阳白、四白、下关、地仓、颊车。

配穴：配穴同"发展期"。

方法：常规消毒，远端穴位选取健侧，先针远端穴位，再针面部穴位，面部穴位选择患侧，主要以透刺为用，阳白透鱼腰、阳白透头维、阳白透攒竹、阳白透丝竹空、四白透睛明、四白透瞳子髎、地仓与颊车互透、太阳透下关、下关透地仓等，根据每个患者的具体表现施以相应的透刺。每日或隔日治疗 1 次。

第十七节　面肌痉挛

面肌痉挛又称面肌抽搐，属于中医学中"面风""眼睑眴动""筋惕肉眴"等范畴。主要表现为面部肌肉呈阵发性、不规则、无自主、无痛性抽搐，多发于一侧，两侧发病者极为少见。一般多见于中老年人，女性多发。初起时，多发于口角或（和）上下眼睑局部，逐渐发展至面颊部其他位置，可波及整个侧面部。一般当精神紧张、生气、过度疲劳及说话时加重，当入睡时则完全停止发作。

目前，西医学中病因尚不明确。中医学认为，本病的发生是由外邪阻滞经脉，或邪郁化热，壅遏经脉，使气血运行不畅，筋脉拘急而抽搐；或阴虚血少，筋脉失养，虚风内动而面肌抽搐。

目前西医学尚无理想的方法，通过长期针灸临床实践来看，针灸有较好的疗效，但对于病程长、病情重的患者施治较为棘手，属于难治性疾病。新九针几种方法配合运用可增强疗效，提高治愈率。新九针的临床运用如下。

1. 三棱针

基本处方：瞳子髎、颧髎、太阳、颊车。

方法：常规消毒，用三棱针点刺放血，加用拔罐。每周治疗 2 次。

注：三棱针放血法一般多需要与其他方法配合运用。

2. 锋勾针

基本处方：下关、阳白、天容、阳白、颧髎、攒竹、面颈部阳性点。

方法：常规消毒，每次选用 3 个穴位，勾割皮下纤维，将皮下纤维挑断，或每穴勾割 3 下，使之出血，以挑断皮下纤维为佳，挑断皮下纤维每 10~15 天治疗 1 次，挑刺出血每周治疗 2 次。

注：颈部阳性点是指颈部结节或僵硬处，面部阳性点是指按压处可使痉挛缓解或消失，或面部僵硬处。

3. 火针

基本处方：痉挛局部阿是穴及近处经穴。

方法：先常规消毒，取用细火针烧至通红发亮，每穴迅速点刺 1~3 下，速进速出，其点刺深度为 0.05~0.1 寸。每周治疗 1 次。

4. 毫针

基本处方：患侧后溪透劳宫、合谷、太冲、血海、翳风、风池、阿是穴。

方法：常规消毒，先针刺远端穴位，后溪透劳宫用患侧穴位，阿是穴则为痉挛最中心处，采用长 3 寸的 3 针悬吊针法（一般每针针刺 0.1 寸深，3 针形成一个小皮丘），如果痉挛面积较大时可分为 2 组悬吊针，余穴取用双侧穴位。每日或隔日治疗 1 次。

面肌痉挛是较难治疗的疾病，一般需要坚持较长时间的治疗，以上几种方法有效结合可提高疗效。

第四章　妇科、儿科病证

第一节　痛经

凡在经期和经行前后，出现周期性小腹疼痛，或痛引腰骶，甚至剧痛晕厥者，称为"痛经"，又称为"经行腹痛"。

痛经发病有虚、实之分，实者多由情志不调，肝气郁结，血行受阻而致气滞血瘀，或经期受寒，坐卧湿地，冒雨涉水，寒湿之邪客于胞宫，致使气血运行不畅，冲任阻滞，"不通则痛"；虚者多因禀赋不足，肝肾不足，精血亏虚，或大病久病而致气血虚弱，加之行经后经血更虚，胞脉失养而致"不荣则痛"。病位在胞宫，与冲、任二脉及肝、肾二脏关系密切。病变在气血，表现为痛证。

西医学中将痛经分为原发性痛经和继发性痛经，前者又称为功能性痛经，系指生殖器官无明显器质性疾病者，占痛经的90%以上；后者则多继发于生殖器官的某些器质性病变，如盆腔子宫内膜异位症、慢性盆腔炎、子宫腺肌病、妇科肿瘤等。功能性痛经多见于青少年女性，易于治疗。继发性痛经多见于育龄期妇女，病程较长，缠绵难愈。在这里所针对的是原发性痛经，继发性痛经在疼痛发作时可以参阅本章节。针灸治疗痛经具有优势，尤其新九针根据患者病情采用适宜的方法治疗，更有针对性。新九针的临床运用如下。

1. 锋勾针或三棱针

基本处方：次髎、十七椎下。

方法：先常规消毒，取用锋勾针勾刺，以将皮下纤维挑断为佳，或用三棱针点刺出血后加拔罐。每周治疗1次。

注：一般第1次施治于月经前3~5天开始治疗效佳，以挑断皮下纤维为佳，刺血法常与毫针配合运用。

2. 磁圆梅针

基本处方：背俞、八髎、腹部任脉、肾经。

方法：叩刺部位常规消毒，采用中度或重度手法叩刺，反复叩刺3~5遍，叩至皮肤发红为度。每天治疗1次，5~7天为1个疗程。

注：一般于月经前5~7天开始治疗，至月经来潮，轻度痛经者可以仅用本法

治疗，较重的痛经可配合其他方法同用。

3. 圆利针

基本处方：代秩边。

方法：常规消毒后，取用圆利针针刺，针尖斜向小腹，施以捻转手法，使针感向小腹部放射，然后出针。隔日治疗1次，3次为1个疗程。

注：代秩边取穴法见便秘一节"圆利针"内容。本法一般于月经前3~5天开始治疗。

4. 火针

基本处方：关元、中极、次髎、三阴交。

配穴：寒湿凝滞者加命门、腰阳关；气滞血瘀者加血海、太冲；气血不足者加足三里、脾俞；肾气亏虚者加肾俞、太溪。

方法：常规消毒后，选用细火针，烧至通红发亮后迅速点刺，速进速出，腹部穴位深度为0.3~0.5寸，余穴针刺深度为0.2~0.3寸。每周治疗2次。

注：火针治疗痛经效果较为满意，尤其是治疗寒凝血瘀之痛经，极效，一般于月经前1周开始治疗。

5. 毫针

基本处方：十七椎、中极、地机、三阴交。

配穴：寒凝者加神阙、归来；气滞血瘀者加太冲、血海；气血不足者加足三里、气海；肾气亏虚者加肾俞、太溪。

方法：常规消毒后，施以针刺，针刺中极时针尖稍向下斜刺，使针感向小腹部放射，寒凝、气血不足、肾气亏虚者宜加用灸法。一般于月经前5~7天开始治疗，至月经来潮为止，一般治疗2~3个月经周期可愈。

痛经为妇科常见疾病之一，发病率极高，但西医学尚无理想方法，针灸治疗具有确切疗效，无论即时之效还是远期疗效皆较理想，临证根据患者的不同情况选择适宜的方法，或几种方法配合运用，如毫针疗法配合刺血或艾灸，有操作简单而有实效的作用。

第二节　闭经

女子年逾18周岁，月经尚未来潮；或已行经又中断3个月以上者，称为"经闭"，又称为"闭经"，前者称"原发性闭经"，后者称"继发性闭经"。古称为"女子不月""月事不来""月水不通"等。

中医学认为，本病的发生常与禀赋不足、七情所伤、感受寒邪、房事不节、过度节食、产育或失血过多等因素有关。闭经的发病机制有虚、实两个方面，虚者多由肝肾亏虚，气血亏虚，阴虚血燥，而致经血不足，血海空虚，无血可下，故而经闭不行，称之为"血枯经闭"。实者多由气滞血瘀，痰湿阻滞而致血行不畅，冲任受阻，胞脉不通，经闭不行，此者称之为"血滞经闭"。

在西医学中，原发性闭经主要见于子宫、卵巢的先天异常或无子宫等。继发性闭经主要见于多囊卵巢综合征、阿谢曼综合征、席汗综合征、闭经 – 溢乳综合征、卵巢早衰、生殖器结核以及精神心理因素引起的中枢神经及丘脑下部功能失常等疾病。

针灸治疗精神因素及功能性原因所致闭经有较好作用，可积极运用针灸疗法。尤其新九针几种方法的配合运用，临床疗效更加满意。新九针的临床运用如下。

1. 磁圆梅针

基本处方：背俞穴、八髎、腹部任脉、肾经、带脉。

方法：操作部位常规消毒，采用中度或重度手法叩刺，自上而下叩刺 3~5 遍，叩至皮肤发红为度。每日治疗 1 次，至月经来潮。

注：可单独运用此法，也可与梅花针交替运用，一般配合毫针疗法其效更佳。

2. 梅花针

基本处方：腰骶部夹脊、下腹部任脉、肾经、胃经。

方法：常规消毒，施以中度刺激，以皮肤潮红为度。每日治疗 1 次。

注：可与磁圆梅针交替运用，或配合毫针运用。

3. 长针

基本处方：秩边透水道。

方法：常规消毒后，取用长针，将针身与躯干矢状面呈 20° 夹角刺入，以高频率、小幅度捻转进针，使针感向会阴部放射后即可出针。

4. 火针

基本处方：天枢、水泉、三阴交、中极。

配穴：肾气亏虚者加肾俞、太溪；气血亏虚者加气海、足三里、脾俞；痰湿阻滞者加丰隆、中脘；气滞血瘀者加太冲、血海。

方法：常规消毒后，选用细火针，烧至通红发亮后迅速点刺，速进速出，腹部与背部穴位深度为 0.3~0.5 寸，余穴根据穴位部位的肌肉厚度而定，每周 1~2 次。

5. 毫针

基本处方：关元、中极、子宫、归来、三阴交。

配穴：气血虚弱者加足三里、气海；肾气亏虚者加肾俞、太溪；气滞血瘀者加太冲、血海；痰湿阻滞者加丰隆、中脘。

方法：常规消毒，中极与归来针刺时针尖稍微向下倾斜，使针感向会阴部放射，余穴常规针刺，虚证者可加用灸法，气滞血瘀者可配合刺血疗法。每日或隔日治疗 1 次。

临证若能辨证准确，组方合理，针灸治疗闭经可有佳效。对于较顽固的患者，新九针几种方法配合同用，可提高疗效，如瘀血可配合磁圆梅针或梅花针，寒凝可以配用火针，则能极大提高临床疗效。

第三节　崩漏

崩漏是指妇女不在行经期间阴道突然大量流血，或淋漓不净的一种病症。前者称之为崩中，表现为发病急骤，暴下如注，发病多突然急剧，病情严重，正如《女科证治约旨》言："崩中者，势急症危。"后者称之为漏下，表现为缓慢发病，出血量少，淋漓不绝。崩与漏是病情程度的不同，但发病机制相同，二者常相互交替出现，故崩与漏常相互并称，称之为崩漏。

中医学认为崩漏的发生与素体阳盛或脾肾亏虚、房劳多产、饮食不节、七情内伤、过度劳累等因素密切相关，或热伤冲任、迫血妄行，或瘀血阻滞、血不归经，或肾阳亏虚、失于封藏，或脾气虚弱、统摄无权，而致冲任损伤，不能制约经血，使子宫藏泻失常。其病位在胞宫，病变涉及冲、任二脉及肝、脾、肾三脏。病机主要是冲任损伤，固摄失司，而致经血自胞宫非时而下。

本病类似于西医学无排卵型功能失调性子宫出血等相关疾病，尤以青春期或更年期、产后最为多见。针灸治疗本病具有满意的疗效，在治标方面可迅速达到止血的作用，在治本方面可有效防范再发。新九针的临床运用如下。

1. 锋勾针或三棱针

基本处方：腰骶部督脉或足太阳膀胱经上阳性反应点。

方法：一般每次选取 3~4 个阳性反应点，常规消毒后，采用勾刺法，挑断皮下白色纤维，也可勾刺出血或用三棱针点刺出血。

2. 磁圆梅针或梅花针

基本处方：腰骶部督脉及足太阳经，下腹部任脉、肾经、胃经、脾经，下肢部足三阴经。

方法：叩刺部位常规消毒，施以中度手法，由上向下反复叩刺3遍，叩至皮肤潮红为度。每日治疗1次，直到病情痊愈。

3. 圆利针或长针

基本处方：代秩边。

方法：常规消毒后，取用圆利针或长针，针尖向腹侧部刺，施以较强的刺激手法，使针感向小腹及会阴部传导，然后出针即可。

注：代秩边取穴法见"便秘"章节"圆利针"内容。

4. 火针

基本处方：隐白、大敦。

方法：常规消毒后，取用火针，烧红后迅速频频点刺，针刺深度为0.05~0.1寸。每周治疗2次。

5. 毫针

基本处方：关元、三阴交、隐白、大敦、断红。

配穴：脾虚者加脾俞、足三里；肾虚者加肾俞、太溪；肝郁者加血海、太冲；血热者加血海、行间。

方法：常规消毒，针刺关元穴时针尖稍向下斜刺，使针感向会阴部放射，余穴常规针刺。

针刺常与艾灸疗法配合运用，治疗崩漏疗效可靠，作用确切。艾灸疗法也有很好的疗效，以灸大敦与隐白为常用，尤其是崩证，艾灸疗效极佳。

第四节　带下病

带下病是指带下量明显增多或减少，色、质、气味异常，或伴有全身或局部症状者。在古代又称为"白沃""赤沃""白沥""赤沥""下白物"等。中医学认为，带下病的发生常与感受湿邪、饮食劳倦、肾精亏耗、气血不足等因素有关。本病在中医学中记述甚早，早在《素问·骨空论篇》中就有相关记述，载曰："任脉为病，女子带下瘕聚。"以后诸多重要医籍中均载有带下病的相关论述。中医学对带下病极为重视，带下病被列为妇科病中四类疾病（经、带、胎、产）之一。带下病有广义和狭义之分，广义带下泛指经、带、胎、产等多种妇科疾病，因这些疾病的发生都在带脉以下，所谓"经脉所过，疾病所生"，所以古人将妇产科医生称为带下医，可见古人对带下病的重视。如《史记·扁鹊仓公烈传》记载："扁鹊名闻天下，过邯郸，闻贵妇人，即为带下医。"在古代所指的带下病多指广义之带下，在古代民间有"十女九带"之说，就指此而言。狭义带下又有生理和病理之别，生理性带下是指女性发育成熟后，阴道内分泌的少量无色、透明、质黏、无臭的阴液，有润泽阴道的作用。正如著名医家王孟英说："带下，女子生而即有，津津常润，本非病也。"可见生理性带下，可有而不可无，可行而不可止，也就是说，女子有合适的量、正常的色、稀薄得当白带是必须存在的，如若过多、过少均非正常，则成为带下病。

带下病可见于西医学中的阴道炎、宫颈炎、盆腔炎、内分泌功能失调、宫颈或宫体肿瘤等疾病中。针灸治疗带下病有较好的效果，既能迅速治标，又能有效治本。新九针的临床运用如下。

1. 锋勾针或三棱针

基本处方：十七椎、腰眼、八髎周围瘀络。

方法：常规消毒后，取用锋勾针勾刺，或用三棱针在上述穴区周围找瘀络点刺放血，然后加拔罐，出血量根据患者的体质而定。一般 3~5 天治疗 1 次。

2. 磁圆梅针

基本处方：背俞、八髎，腹部任脉、带脉及膝以下脾经。

方法：叩刺部位常规消毒，施以轻、中度叩刺，反复叩刺，叩至皮肤潮红为度。每日治疗 1 次。

3. 圆利针或长针

基本处方：代秩边。

方法：常规消毒后，取用圆利针或长针，针尖向前方针刺，施以捻转提插手法，使针感向小腹、前阴部放射，以有抽掣感为佳，然后出针。

注：代秩边取穴法见"便秘"章节"圆利针"内容。

4. 火针

基本处方：带脉、关元、三阴交、白环俞。

配穴：脾虚者加脾俞、足三里；肾阴亏虚者加太溪、肾俞；肾阳不足者加命门、肾俞；湿热下注者加蠡沟、行间。

方法：常规消毒后，取用细火针，将针烧至通红发亮后施以速刺法，速进速出，下腹部穴位深度为 0.3~0.5 寸，三阴交、太溪针深 0.1~0.2 寸，余穴深度为 0.2~0.3 寸。每周治疗 1~2 次。

5. 毫针

基本处方：中极、气海、三阴交、子宫、带脉。

配穴：脾虚者加足三里、脾俞；肾虚者加肾俞、关元；湿热下注者加阴陵泉、行间；阴痒者加蠡沟、太冲；赤带者加曲泉、太冲。

方法：常规消毒，中极穴针尖稍斜向下刺，使针感向小腹及前阴部放射；带脉向前斜刺，余穴常规针刺。每日或隔日治疗 1 次。

针灸治疗带下病有较好的作用，对于顽固性患者可几种方法结合运用，以提高治疗效果。

第五节 不孕症

不孕症是指女子在生育年龄，夫妇同居 2 年以上，男方生殖功能正常，有正常性生活，未避孕而未受孕；或曾孕育过，未避孕又间隔 2 年以上未再受孕者。前者称为"原发性不孕"，古代又称"全不产""无子"；后者称为"继发性不孕"，古人又称为"断绪"。古医家无论在中药还是针灸治疗方面皆积累了大量的临床经验，尤其针灸治疗方面留下了诸多治疗方法，凡在历史上有影响的针灸医籍皆有本病相关治疗记载，如《针灸甲乙经》载："绝子，灸脐中，令有子……女子绝子，衃血在内不下，关元主之。"《针灸大成》云："绝子，商丘、中极。"《针灸大全》言："女人子宫久冷，不受胎孕：照海二穴，中极一穴，三阴交二穴，子宫二穴。"《针灸资生经》有次髎、涌泉、商丘治绝子的经验。可见针灸治疗不孕症确实为良好的方法，值得临床推广运用。

中医学认为，不孕症的发生常与先天禀赋不足、房事不节、反复流产、久病大病、情志失调、饮食及外伤等因素有关。本病病位在胞宫，基本病机为肾气不足，冲任气血失调。

本病可见于西医学中的排卵障碍、输卵管疾病、子宫类疾病、脑垂体及免疫系统等疾病。可见本病病因极为复杂，针灸治疗仅能对部分原因所致的不孕有效，对一些先天性疾病或生殖缺陷类疾病非针灸治疗所能，因此在治疗前一定先要明确诊断。新九针的临床运用如下。

1. 磁圆梅针

基本处方：背俞、腹部任脉、肾经。

方法：叩刺部位常规消毒，施以中度刺激手法，自上而下反复叩击 3~5 遍，至皮肤潮红为度。每日治疗 1 次。

2. 梅花针

基本处方：内踝至三阴交区域。

方法：常规消毒，施以中度叩刺手法，反复叩刺至微微出血，隔日治疗 1 次，5 次为 1 个疗程。

注：本法对病程较久的患者用之最佳。本法与毫针配合运用效果更佳。

3. 三棱针

基本处方：膈俞、太溪至三阴交瘀络。

方法：常规消毒，膈俞点刺放血加拔罐，于太溪至三阴交瘀络处点刺使出黑血。每周治疗 1 次，一般多与毫针疗法配合运用。

4. 火针

基本处方：关元、大赫、三阴交、次髎、秩边。

配穴：肾虚者加肾俞、太溪；肝气郁结者加太冲、期门；痰湿阻滞者加中脘、丰隆。

方法：穴位常规消毒，选用细火针，将针烧至通红发亮，快速点刺，速进速出，腹部穴位针刺深度为 0.3~0.5 寸，余穴 0.2~0.3 寸。一般每周治疗 2 次。

5. 毫针

基本处方：妇科、还巢、关元、大赫、三阴交、子宫、太溪。

配穴：肾虚者加肾俞、命门；肝气郁结者加太冲、期门；痰湿阻滞者加中脘、丰隆；瘀阻于胞宫者加血海、归来。

方法：常规消毒，妇科、还巢二穴左右交替针刺，余穴常规针刺。肾虚者、痰湿阻滞者均可加用灸法，肝气郁结者及瘀阻于胞宫者可于膈俞及三阴交周围瘀络处点刺放血。每日或隔日治疗 1 次。

注：妇科、还巢均为董氏奇穴，二穴治疗不孕症具有特效，因此在董氏针灸临床中有"送子观音穴"之称。妇科穴在大指背第 1 节中央线尺侧缘（紧贴指骨），在其上下 1/3 处各 1 穴，共 2 穴。还巢在无名指外侧（在小指侧）正中央点取穴。

针灸治疗不孕症具有很好的疗效，尤其对西医学尚不能明确原因的患者施以针灸治疗极具特效，若瘀血者可配合梅花针或三棱针，宫寒不孕者配艾灸或火针，肾气亏虚者可配艾灸或磁圆梅针。

第六节　绝经前后诸症

妇女在绝经前后，出现烘热汗出，眩晕耳鸣，心悸失眠，烦躁易怒，五心烦热，或腰背酸痛，浮肿泄泻，或月经紊乱、情志不宁等与绝经有关的证候，称为"绝经前后诸证"，又称为"经断前后诸证"。本病相当于西医学中的围绝经期综合征以及卵巢早衰等疾病。本病的临床表现繁杂多样，病情轻重相差很大，持续时间长短不一，病情短者仅持续数月，而病情长者可数年而不愈。中医学认为，本病的发生与先天禀赋、情志所伤、劳逸失度、经孕产乳所伤等因素有关。妇女至绝经前后，肾气渐亏，天癸将竭，精血不足，阴阳平衡失调，出现肾阴不足，阳失潜藏，或肾阳虚衰，经脉失于温养等发病。古代医学对此尚无专有病名或专篇论述，可散见于"失眠""眩晕""年老血崩""年老经断复来""脏躁""百合病"等疾病中，临床可参考这些病名的相关文献来学习研究。新九针的临床运用如下。

1. 梅花针

基本处方：头部督脉、太阳经及少阳经。

方法：叩刺部位常规消毒，用中度手法叩刺，叩刺3~5遍。每日治疗1次。

注：可与磁圆梅针交替运用。

2. 磁圆梅针

基本处方：背俞、腹部任脉。

方法：叩刺部位常规消毒，施以中度手法叩刺，叩至皮肤潮红为度，每日治疗1次。

注：可与梅花针交替运用。

3. 火针

基本处方：百会、关元、肾俞、太冲、三阴交。

配穴：肾阴虚者加太溪、照海；肾阳虚者加命门；肾阴阳俱虚者加命门、照海。

方法：常规消毒后，选用细火针，将针烧红后迅速点刺，速进速出，下腹部穴位针刺深度一般为0.3~0.5寸，余穴针刺深度一般为0.1~0.3寸。每周治疗1~2次。

4. 毫针

基本处方：关元、三阴交、肾俞、太溪。

配穴：肾阴虚者加照海、复溜、然谷；肾阳虚者加命门、志室；肾阴阳俱虚者加复溜、命门。

方法：常规消毒，毫针常规针刺，施以补法或平补平泻法。肾阳虚者可加灸法。每日或隔日治疗1次。

本病症状轻重悬殊极大，病程长短也有极大差别，临床以肾阴虚证型为多见，针灸疗效非常满意，治疗期间注意调节心情，心情舒畅对恢复极为关键。

第七节　乳癖

乳癖是指妇女乳房部常见的慢性良性肿块，以乳房肿块和胀痛为主症，与月经周期、情绪变化有明显关系，又称为"乳痰""乳核""乳痞""奶癖""乳粟"等。常见于中青年妇女，发病率甚高，占乳房疾病的75%左右，是临床上最常见的乳房疾病。

中医学认为，乳癖的发生常与情志内伤、忧思恼怒等因素有关。基本病机是气滞痰凝乳络，冲任失调。针灸治疗效果较好，能够较快改善症状，并能使肿块缩小或消失，是目前行之有效的治疗方法。

本病与西医学中的乳腺小叶增生、乳房囊性增生、乳房纤维腺瘤等疾病相类似。目前西医学对此尚缺乏有效的治疗方法，针灸治疗本病疗效显著，具有见效快、无不良反应之优势，尤其新九针中几种方法配合运用，作用更快，疗效更高，适合人群更广。新九针的临床运用如下。

1. 锋勾针

基本处方：天宗、肩井、肩背部阳性反应点。

方法：常规消毒后，施以勾割，以挑断皮下纤维为佳，也可挑刺出血，挑断皮下纤维，每15天治疗1次，刺血可每周治疗1次。

注：肩背部阳性反应点是指压痛、结节或红疹等反应点，红疹大小如米粒、高出皮肤的皮疹，压之不褪色。

2. 磁圆梅针

基本处方：背部膀胱经、天宗、肩井、局部肿块处。

方法：叩刺部位常规消毒，局部肿块处施以中度手法，其余部位施以重叩手法，反复叩刺至皮肤充血为度。每日治疗1次。

注：一般在周期性症状出现前开始施治，至月经来潮为止，此为一个治疗周期。

3. 火针

基本处方：乳根、膻中、屋翳、阿是穴。

配穴：肝郁气滞者加太冲、内关；痰浊凝结者加丰隆、中脘；冲任失调者加血海、三阴交。

方法：常规消毒，阿是穴为包块处，分别在包块的中点及其上、下、左、右各处施针，针刺时一手固定包块，另一手持中粗火针，将针烧至通红发亮后快速点刺，速进速出，针深到达包块；余穴取用细火针，烧至通红发亮后速进速出，根据穴位位置决定针刺深度。每周治疗 1~2 次。

4. 毫针

基本处方：乳根、膻中、期门、足三里、内关、合谷、太冲。

配穴：肝郁气滞者加太冲、血海；痰浊凝结者加丰隆、中脘；冲任失调者加公孙、三阴交、血海。

方法：常规消毒，乳根向乳房基底部平刺，膻中斜向患侧乳房针刺，两侧乳房有疾时分别施以两针，余穴常规针刺。

注：一般于周期性症状出现前开始治疗，至月经来潮为止，每日治疗 1 次，连续 2~3 个月经周期即可治愈。

第八节　乳痈

乳痈是指以乳房结块肿痛、乳汁排出不畅，以致结脓成痈为主症的乳房疾病。一般多发生于产后 3~4 周的哺乳期妇女，尤以初产妇为多见，故又称"产后乳痈"，此外还有"吹乳""妒乳""乳毒""乳疯"等称谓。

古代针灸治疗本病积累了丰富的经验，所存至今的古代针灸文献中有相当多的医家有治疗本病的经验记载。如《针灸甲乙经》载："乳痈，凄索寒热，痛不可按，乳根主之……乳痈有热，三里主之。"《针灸资生经》中曰："膺窗、临泣（足）、神封、乳根、足三里、下巨虚、天溪、侠溪，均治乳痈。"《针灸大成》载："乳痈，针乳痛处、膻中、大陵、委中、少泽、俞府。"均是古医家针灸治疗之经验，至今仍是针灸临床治疗中的重要指导。

中医学认为，本病多因过食厚味，胃经积热，初产妇人精神紧张，情志不遂，肝气郁结，或忧思恼怒，肝经郁火，或乳头皮肤破损，外邪火毒侵入乳房等，导致乳房脉络不通，排乳不畅，郁热火毒与积乳互凝，从而结成痈。基本病机是胃热肝郁，火毒凝结。

本病相当于西医学中的急性乳腺炎。新九针的临床运用如下。

1. 锋勾针或三棱针

基本处方： 肩胛骨下部或脊柱两旁阳性反应点（红色疹点，大小如米粒，稀疏散在，颜色鲜红，指压不褪色）。

方法： 确定针刺点，常规消毒后，取用锋勾针勾刺阳性反应点或用三棱针点刺出血，加拔罐几分钟。1 次治疗即可。

2. 梅花针

基本处方： 病患处局部。

方法： 叩刺部位常规消毒，施以重叩手法，微出血后加拔罐 5 分钟。

3. 火针

基本处方： 乳根、肩井、心俞、阿是穴。

配穴： 肝郁者加太冲、行间；胃火旺盛者加内庭、厉兑；火毒炽盛者加大椎、大敦。

方法： 诸穴常规消毒。阿是穴用法，当未成脓时在明显痛点四周施以点刺，用细火针点刺 0.3~0.5 寸深；当已成脓时，选择成脓处皮肤最薄弱点或最低位，以粗火针针刺；若是脓肿已溃，用粗火针或平头火针烙刺腐肉，或以铍针割治腐肉，然后加压包扎。注意保护创面，防止感染。厉兑、大椎、大敦以火针点刺放血，余穴以中粗火针快速点刺 0.2~0.3 寸。

4. 毫针

基本处方： 膻中、乳根、期门、肩井、少泽。

配穴： 淤乳期者加曲池、太冲；成脓期者加大椎、阿是穴；溃脓期者加三阴交、足三里；火毒炽盛者加大椎、大敦。

方法： 常规消毒，膻中斜向患侧乳房针刺；乳根向乳房基底部平刺；期门沿着肋间隙向外斜刺；肩井向前斜刺 0.5 寸，注意针刺深度与角度；少泽点刺出血。每日治疗 1~2 次。

新九针治疗乳痈疗效满意，其治疗见效迅速，治疗期间不影响正常哺乳，值得临床推广运用。

第九节　产后乳少

产后乳少是指产妇在哺乳期内，乳汁甚少或全无，又有"乳汁不行""无乳""缺乳""乳少"等名称。本病在中医学中认识较早，尤其在针灸学治疗方面留下了大量宝贵经验。如早在《针灸甲乙经》就有记载，曰："乳痈，太冲及复溜主之。"《千金翼方》载曰："妇人无乳法，初针两手小指外侧近爪甲深一分，两手液门深三分，两手天井深六分。"《针灸大成》有妇人无乳，取少泽、合谷、膻中之记载。可见古医家对此积累了丰富的经验，针灸治疗本病具有简、便、廉、验、安全等多方面优势。

缺乳的发生常与素体亏虚或形体肥胖、分娩失血过多及产后情志不畅、操劳过度、缺乏营养等因素有关。本病病位在乳房，基本病机是气血虚弱，化源不足或气机郁滞，乳汁运行受阻。新九针的临床运用如下。

1. 梅花针

基本处方：背部从肺俞至三焦俞，乳房周围。

方法：叩刺部位常规消毒，施以轻叩手法，背部从上而下每隔 2cm 叩刺一处，并可沿肋间隙向左右两侧斜行叩刺，乳房周围呈放射状叩刺，乳晕部环形叩刺，以局部潮红为度。每日治疗 1 次。

2. 三棱针

基本处方：少泽、膈俞、肝俞。

方法：本法主要用于实证属肝郁气滞者，膈俞、肝俞点刺出血，加拔火罐 5~10 分钟，少泽点刺挤捏出血数滴即可。一般每周治疗 2 次即可。

3. 毫针

基本处方：膻中、肩井、乳根、少泽。

配穴：气血亏虚者加脾俞、足三里；肝气郁结者加内关、太冲；痰浊阻滞者加中脘、丰隆。

方法：常规消毒，膻中向两侧乳房平刺，肩井向前平刺 0.5 寸，乳根向乳房基底部平刺，少泽点刺放血，或浅刺 0.2 寸，余穴常规针刺。每日或隔日治疗 1 次。

注：针刺治疗乳汁不足有良效，无论虚、实证皆可应用，实证者以毫针配合三棱针刺血，虚证者以毫针配合艾灸治疗，可以提高疗效。

第十节　外阴白色病变

外阴白色病变包括由于各种因素导致的女性外阴部皮肤及黏膜的不同程度变白和（或）粗糙、萎缩的状态，又称为外阴白斑，亦为慢性外阴营养不良。主要表现为外阴皮肤、黏膜变白或粗糙、萎缩，伴有不同程度瘙痒，或灼热疼痛，或干涩不适，或性交困难等。任何年龄皆可发病，尤以育龄期妇女多见。目前西医学认为本病有导致恶变的可能，所以又称为"癌前病变"。西医学尚无特效方法，主要以手术治疗为主，但手术治疗具有复发率高的特点，其复发率可高达50%。

本病在中医学中尚无准确的病名，可归属于"阴痒""阴痛""阴蚀""阴肿"之范畴。

新九针疗法治疗本病有特效作用，值得在临床中推广运用。新九针的临床运用如下。

1. 火针

基本处方： 病患处。

方法： 剃净阴毛，清洁消毒，先用细火针针刺白斑与正常皮肤交界处，施以密刺法，针烧至通红发亮后深刺0.5~1寸，速进速出。再用多头火针点刺整个病损表面，针刺深度为0.2~0.3寸。一般每7~10天治疗1次，直至病损区完全恢复正常为止。

2. 锟针

基本处方： 病患处。

方法： 剃净阴毛，清洁消毒，用0.5%盐酸利多卡因在病变区浸润麻醉，再将锟针烧至100℃左右，反复烙熨，直至使其白斑脱落即可。针刺后注意保护创面，防止感染。

3. 毫针

基本处方： 中极、曲骨、横骨、曲泉、蠡沟、三阴交。

配穴： 湿热下注者加阴陵泉、行间；肝郁化火者加太冲、行间；肝肾阴虚者加肝俞、太溪。

方法： 常规消毒后，诸穴均常规针刺。每日或隔日治疗1次。

本病以火针或锟针用之最效，尤其锟针治疗更为迅速而彻底，是治疗本病之特效方法，作用最快，疗效最佳，但因疼痛明显，运用时需要麻醉，一般可以用火针配合毫针治疗。

第十一节　小儿遗尿

小儿遗尿是指年满3周岁以上的小儿睡眠中小便自遗，醒后方觉的一种病证，又称尿床。3 岁以下小儿，肾气未盛，脑髓未充，智力未全，排尿控制能力尚未健全，所以小便不能自控，属于正常现象。中医学认为，遗尿的病位在膀胱，多因肾气不足，下元虚寒，或脾肺气虚、肝经湿热等导致膀胱约束无权而致。

针灸疗法治疗遗尿疗效确切，可作为首选方法。新九针的临床运用如下。

1.磁圆梅针

基本处方：背俞、八髎、腹部任脉。

方法：叩刺部位常规消毒，施以轻度叩击手法，反复叩击 3~5 次，至局部皮肤充血发红。每日治疗 1 次。

注：可与梅花针交替运用，配合毫针治疗其效更佳。

2.梅花针

基本处方：胸 11~ 腰 2 夹脊、肾俞、气海、曲骨、三阴交。

方法：常规消毒，轻度叩刺，叩至皮肤潮红为度，也可叩刺后加拔火罐 3 分钟。每日治疗 1 次。

注：因梅花针叩刺较为疼痛，患儿一般难以配合，因此限制了临床运用。

3.火针

基本处方：列缺、关元、气海、三阴交。

配穴：肾气不足者加肾俞、太溪；肺脾气虚者加肺俞、脾俞；心肾不交者加心俞、肾俞；肝经郁热者加蠡沟、太冲。

方法：常规消毒后，选用细火针，将针烧红至发亮后，快速点刺。针刺深度根据患儿年龄大小及身体胖瘦决定，列缺、关元、气海、三阴交、蠡沟针刺深度为 0.01~0.03 寸，余穴为 0.05~0.1 寸。每周治疗 1 次，5 次为 1 个疗程。

4.毫针

基本处方：关元、中极、三阴交、志室。

配穴：肾气不足者加肾俞、太溪；肺脾气虚者加太渊、足三里；心肾不交者加神门、太溪；肝经郁热者加太冲、蠡沟。

方法：常规消毒，关元、中极稍向下斜刺，使针感向前阴部放射，肾气不足、肺脾气虚者可加用灸法。每日或隔日治疗 1 次。

较小患儿较难配合针刺治疗，尤其是梅花针、火针疗法。对顽固性患儿，在能够配合的情况下，可几种方法配合运用以提高疗效。一般情况下，毫针疗法配合艾灸即有很好疗效，对针刺不易配合的患儿可仅用艾灸疗法。

第十二节 疳证

疳证是由于喂养不当或多种疾病影响，导致脾胃受损，气液耗伤的一种慢性病证。多见于 5 岁以下的婴幼儿。临床主要以形体消瘦、面黄发枯、精神萎靡、腹部膨隆、饮食异常为特征。本病的发生常与喂养不当、病后失调、禀赋不足、感染虫疾等因素有关。"疳"字含义有二：一为"疳者，甘也"，指病因，本病多由恣食肥甘所致；二为"疳者，干也"，指病证，泛指形体消瘦、肌肤干瘪的临床征象。

疳证又称"疳积"，是虚实并见的证候，所以在临床有"积为疳之母，无积不成疳"以及"疳之为病，皆虚使然"之说。故疳证不治，可传余脏，除脾胃外，他脏亦受影响。

西医学中，疳证多见于小儿严重营养不良、佝偻病、肠道寄生虫等疾病。新九针的临床运用如下。

1. 三棱针

基本处方：四缝。

方法：常规消毒，分别轻轻点刺，以挤出黄色黏液。每 7~10 天治疗 1 次。

注：本法是治疗疳积症的特效方法，用之极效，可为首选之法，一般 1 次即可见到明显效果。注意点刺深度，以挤出黄色黏液为佳，过深仅出血，疗效欠佳。

2. 磁圆梅针

基本处方：腹部任脉、足阳明胃经。

方法：叩刺部位常规消毒，施以轻度手法，反复叩击 3~5 遍，叩击至皮肤发红。每日治疗 1 次。

3. 梅花针

基本处方：脾俞、胃俞、夹脊穴（第 7~12 胸椎）。

方法：常规消毒，施以轻度手法，从上至下叩刺，以局部潮红为度。每日治疗 1 次。

4. 毫针

基本处方：中脘、足三里、脾俞、四缝。

配穴：脾胃虚弱者加三阴交、公孙；食积者加下脘、梁门；虫积者加百虫窝。

方法：常规消毒，四缝穴施以点刺，挤出黄色黏液，余穴常规针刺，四缝穴每周治疗 1 次，余穴每日或隔日治疗 1 次。

第十三节　小儿夜啼

夜啼是指婴幼儿入夜则啼哭不安，或每夜定时啼哭，甚则通宵达旦，而白天如常的病证，俗称"夜啼郎""哭夜郎"。本病多见于婴儿，越小越容易发生，尤其是刚出生的婴儿最多见。中医学认为小儿夜啼主要由脾寒、心热、伤食、惊吓四种原因所导致。

本病在中医学中记载甚早，早在《诸病源候论》和《颅囟经》中已有详细描述。对此病治疗，中医学积累了丰富的经验。新九针的临床运用如下。

1. 三棱针

基本处方：胆穴。

方法：常规消毒，迅速点刺出血少许即可。

注：本穴为董氏奇穴，在中指背第 1 节两侧，共 2 穴。本穴专治小儿夜哭，具有特效，故在董氏针灸临床又称为"小儿夜哭穴"，较小的患儿可施以按揉方法。

2. 毫针

基本处方：印堂、内关。

配穴：脾寒者加中脘、足三里；心经积热者加少府、大陵；伤食积滞者加中脘、梁门；惊恐者加神门。

方法：常规消毒，虚证补之，实证泻之，针刺不留针。

第十四节　小儿惊风

小儿惊风即西医学中的"惊厥"，俗称"抽风"，为古代儿科四大要证之一。本病是以四肢抽搐、口噤不开、角弓反张，甚则神志不清为特征的病证。临床上根据惊风之症状，归纳为八候，即搐、搦、颤、掣、反、引、窜、视。本病一般年龄越小发病率越高，临床以 1~5 岁小儿为多见。其病情较为凶险，变化迅速，在古代医家认为是一种恶候。

临床上根据其表现分为急惊风和慢惊风两类。急惊风多因外感时邪、痰热内蕴、暴受惊恐而致；慢惊风则多由先天禀赋不足或久病正虚所致。可见于西医学中的高热、脑膜炎、脑炎、原发性癫痫等疾病中。新九针的临床运用如下。

1. 梅花针

基本处方：头部各经。

方法：常规消毒，施以轻度手法，叩刺 3~5 遍。

注：适宜慢惊风。

2. 三棱针

基本处方：中冲（或十宣）、大椎、耳尖。

方法：常规消毒，迅速点刺出血，大椎及耳尖挤捏出血数滴即可，大椎可配合拔罐。

注：适宜急惊风。

3. 毫针

急惊风基本处方：印堂、水沟、涌泉、合谷、太冲。

方法：常规消毒，水沟向鼻中隔方向针刺，强刺激，余穴常规针刺。

慢惊风基本处方：百会、印堂、足三里、合谷、太冲。

方法：常规消毒，毫针常规针刺。

针刺治疗惊风操作简单，不受条件限制，可随时随地治疗，见效迅速，能迅速使患儿转危为安，尤其是三棱针疗法效果最为迅速。

第十五节　小儿脑性瘫痪

小儿脑性瘫痪简称为小儿脑瘫。本病是指婴儿出生前到出生后 1 个月内，由于各种原因导致的非进行性脑损害综合征，主要表现为先天性运动障碍及姿势异常，包括痉挛性双侧瘫、手足徐动症等锥体系与锥体外系症状，可伴有不同程度的智力低下、语言障碍及癫痫等。

本病属于中医学中的"五迟""五软""胎弱""胎怯"等范畴。中医学认为本病的发生常与先天禀赋不足、分娩时难产、早产、产时缺氧窒息、脐带绕颈、后天失养等因素有关。本病病位在脑，与五脏密切相关。基本病机是脑髓失充，五脏不足。

本病目前仍属于难治性疾病，缺乏有效治疗手段。针灸治疗是目前公认的有效方法，尤其是新九针几种方法配合运用，可明显提高治疗效果。新九针的临床运用如下。

1. 磁圆梅针

基本处方：头部三阳经、头部各运动区。

方法：叩刺部位常规消毒，施以轻度手法，反复叩刺，叩至充血，每日治疗1次，10次为1个疗程。

注：磁圆梅针治疗有较好的作用，一般与毫针疗法配合运用。

2. 三棱针

基本处方：十二井穴。

方法：每次选取2~3穴，每周治疗2次，交替选穴，点刺后挤捏出血。

3. 火针

基本处方：百会、四神聪、身柱、肾俞、太溪、足三里、悬钟。

配穴：肝肾亏虚者加肝俞、命门、复溜；心脾两虚者加心俞、脾俞；痰瘀阻滞者加中脘、丰隆、血海。

方法：常规消毒，选用细火针，将针烧至通红发亮后，频频浅刺，速进速出，每次选用3~5穴，交替运用。针刺深度依据患者年龄大小及部位而定，一般针刺深度为0.03~0.05寸。每周治疗1~2次。

4. 毫针

基本处方：百会、四神聪、风府、悬钟、足三里、太溪。

配穴：肝肾不足者加肾俞、肝俞；心脾两虚者加心俞、脾俞；痰热内扰者加丰隆、内庭。

方法：常规消毒，四神聪透百会，风府向下颌方向针刺，余穴常规针刺，施以补法，可配用艾灸。每周治疗2~3次。

本病目前尚无有效方法，治疗十分棘手，针刺治疗可谓是有效方法，但疗程较为漫长，需要坚持治疗，若能坚持持续治疗，确有较好的临床疗效。临床最好几种方法配合运用，结合功能锻炼，多能取效。

第五章　男科病证

第一节　阳痿

　　阳痿是男科常见病，也是治疗较为棘手的病种。本病是指成年男性在性活动时有性欲，但难以产生或维持满意的性交所需要的阴茎勃起，或勃起不充分，或历时短暂，以致不能插入阴道完成正常性交过程，又称"阴痿"。中医学认为，本病的发生常与手淫太过、房事不节、思虑忧愁、嗜食肥甘厚味、惊吓紧张等因素有关。本病病位在宗筋，基本病机是肝、肾、心、脾受损，气血阴阳亏虚，宗筋失荣；或肝郁湿阻，经络阻滞，宗筋失用。

　　本病与西医学中的阴茎勃起障碍相符，属于男性性功能障碍最常见的一种类型。

　　新九针中多种针法对本病可有治疗功效，临床相互配合运用，能够有效提高治疗效果。新九针的临床运用如下。

1. 磁圆梅针

　　基本处方： 背俞、八髎、腹部任脉与肾经，下肢膝关节以下肝经。尤其以肾俞、八髎、关元、血海、曲泉、蠡沟、三阴交为重点穴位。

　　方法： 叩刺部位常规消毒，施以中度手法，反复叩击 3~5 遍，至皮肤出现红晕为度。重点穴位施以重叩，每日治疗 1 次。

2. 圆利针

　　基本处方： 代秩边。

　　方法： 常规消毒，用圆利针深刺，得气后施以轻微捻转手法，使针感向会阴部位放射，以牵及生殖器有抽掣感最佳，留针 1~2 分钟即可出针。

　　注： 代秩边取穴法见"便秘"中圆利针相关内容。

3. 火针

　　基本处方： 关元、中极、三阴交、大敦。

　　配穴： 命门火衰者加命门、志室；心脾亏虚者加心俞、脾俞；惊恐伤肾者加命门、百会；湿热下注者加阴陵泉、行间。

方法：常规消毒后，根据不同部位选择针具，关元、中极选用三头火针，将针烧至通红发白，速进速出，针刺深度为 0.1~0.3 寸。腰背部及下肢部宜选用细火针，速进速出，一般针刺 0.3~0.5 寸，大敦针刺 0.05 寸。每周治疗 2 次。

注：火针疗法对本病有较好的疗效，可以单独运用，或与其他方法配合运用。

4. 梅花针

基本处方：颈项及腰骶部夹脊穴，下腹部的任脉、肾经及腹股沟和阴茎根部。

方法：叩刺部位常规消毒，下腹部和阴茎根部施以轻度手法，其余部位施以中度手法，反复叩刺，叩刺至局部皮肤出现红晕为度。每日治疗 1 次。

注：操作部位多较为敏感，在操作时要注意手法，由轻至重，本法可以单独运用，也可与其他方法配合运用。

5. 毫针

基本处方：关元、肾俞、太溪、太冲、大敦、三阴交。

配穴：湿热下注者加中极、蠡沟；脾虚气陷者加脾俞、气海；肝郁气滞者加肝俞、期门；命门火衰者加命门；惊恐伤肾者加百会、志室。

方法：常规消毒，毫针常规针刺，脾虚气陷、肾气不足者，可加用灸法。每日或隔日治疗 1 次。

以上几种方法对本病皆有较好的疗效，根据患者情况可以单独运用一种方法，也可以两种或两种以上方法配合运用。

第二节　早泄、遗精

早泄是指房事时过早射精而影响正常性交的病证。中医学认为，本病的发生与情志内伤、湿热侵袭、纵欲过度、心肾不交、久病体虚有关。

遗精是指不因性生活而精液频繁遗泄的病证，有梦而遗精，称为"梦遗"；无梦而遗精，甚至清醒时精液流出，称"滑精"。未婚或已婚但无正常性生活的成年健康男子，一月遗精 1~2 次属于正常现象，为"精满则遗"。中医学认为，本病的发生与情欲妄动、沉溺房事、劳倦过度、饮食不节、湿浊内扰等因素有关。遗精与早泄，其病位均在肾，基本病机皆是肾失封藏，精关不固，故此一并论述。

遗精与早泄可见于西医学中的男子性功能障碍、前列腺炎、精囊炎、睾丸炎等疾病中。因为病因病机基本相同，治疗也基本相同，故一同论述。新九针的临床运用如下。

1. 磁圆梅针

基本处方：背俞、八髎、腹部任脉及肾经、膝关节以下足三阴经。

方法：先常规消毒，施以中度手法，自上而下反复叩刺，叩至皮肤发红为度。每日治疗 1 次，10 次为 1 个疗程。

2. 火针

基本处方：关元、志室、肾俞。

配穴：肾虚不固者加命门、太溪；心脾两虚者加心俞、脾俞；阴虚火旺者加太溪、然谷；湿热下注者加中极、阴陵泉；肝郁气滞者加期门、太冲。

方法：常规消毒后，取细火针，将针烧至通红发白后，速进速出，腹部穴位针刺深度为 0.3~0.5 寸；背部及四肢部穴位针刺 0.1~0.3 寸。一般每周治疗 1~2 次。

3. 梅花针

基本处方：关元、中极、三阴交、太溪、心俞、志室或腰骶部两侧夹脊穴及足三阴经膝关节以下腧穴。

方法：叩刺部位常规消毒，施以轻度手法，反复叩刺，叩至皮肤轻度红晕为度。每日治疗 1 次，7~10 次为 1 个疗程。

4. 毫针

基本处方：肾俞、志室、关元、太溪、三阴交。

配穴：早泄者加神门、百会；遗精者加次髎；肾气不固者加命门、气海；湿热下注者加中极、阴陵泉；心脾亏虚者加脾俞、心俞。

方法：穴位常规消毒，腹部穴位针刺时针尖稍斜向下 1~1.5 寸，使针感向会阴部传导，背俞穴斜向脊柱方向针刺 1~1.5 寸，余穴常规针刺。肾气不固、心脾两虚者可加用灸法。每日或隔日治疗 1 次，10 次为 1 个疗程。

新九针治疗本病有较好疗效，艾灸方法也有较佳疗效，故临床可以针灸同用，新九针配合灸志室、关元、命门，多数患者疗效满意。

第六章 五官科病证

第一节 过敏性鼻炎

过敏性鼻炎也称为变应性鼻炎，为临床常见疾病，近些年，本病发病率有明显上升趋势。一般多突然发作，以晨起或遇风寒诱发或加重，发作时出现剧烈鼻痒、频繁打喷嚏、流清涕和鼻塞，甚至出现眼痒及流眼泪。本病多与过敏体质或接触粉尘等致敏源有关，多呈季节性发作，亦可常年发病。

本病属于中医学中的鼻鼽范畴。中医学认为，本病多由脏腑虚损，正气不足，尤以肺气虚弱，腠理疏松，卫表不固，风邪、寒邪或异气乘虚入侵，犯及鼻窍所致。若迁延不愈，反复发作，必影响脾肾，若肾气虚衰，气不摄津，就易反复发作。

西医学治疗患者多因药物的不良反应难以坚持，或难以根治，故治疗尚不满意，针灸治疗本病有较好的疗效。新九针的临床运用如下。

1. 梅花针

基本处方：颈夹脊 1~4、背部膀胱经第 1 侧线、前臂手太阴肺经。

方法：叩刺部位常规消毒，中度叩击手法，反复叩刺，叩至皮肤发红为度。每日治疗 1 次。

2. 三棱针

基本处方：耳尖及耳背瘀络、少商、商阳。

方法：常规消毒后，分别在上述穴位及耳背上 1/3 区瘀络处点刺放血。每周治疗 1~2 次。

3. 火针

基本处方：迎香、印堂、上星、合谷、肺俞、足三里。

配穴：肺气虚寒者加肺俞、太渊、气海；脾气虚弱者加脾俞、胃俞；肾阳亏虚者加肾俞、命门。

方法：常规消毒后，取用细火针迅速点刺，印堂、上星点刺深 0.05~0.1 寸，余穴针刺深 0.2~0.3 寸。隔日治疗 1 次。

4. 毫针

基本处方：迎香、鼻通、印堂、合谷、足三里。

配穴：肺气虚者加太渊、气海；脾气虚者加脾俞、三阴交；肾阳亏虚者加肾俞、命门。

方法：常规消毒，迎香向鼻腔内刺，施以捻转泻法，以使患者鼻腔通畅为度，鼻通向鼻根方向刺，印堂向患侧鼻腔刺，针刺要略深，余穴常规针刺。每日或隔日治疗1次。

新九针治疗本病有较好的疗效，为提高临床疗效，可根据患者病情特点，选择适宜的方法配合运用，慢性者配合梅花针有很好的疗效，急性者配合刺血疗法效佳，感受风寒者配用火针疗法。

第二节　鼻窦炎

鼻窦炎是以鼻流浊涕、反复发作、量多不止为主要症状，常伴有头痛、头晕、鼻塞、嗅觉减退等症状，是鼻窦黏膜的化脓性炎症，可单侧单窦病，在临床以双侧多窦发病为常见。

本病相当于中医学中的鼻渊，又称为"脑漏""脑砂""脑渊"等。中医学认为，本病的发生因风寒犯肺，肺失清肃，肺热或肝胆火旺，移热于上而成。

针灸治疗鼻窦炎有较好的作用，尤其新九针中几种针法配合运用治疗鼻窦炎疗效较佳，值得临床推广运用。新九针的临床运用如下。

1. 梅花针

基本处方：头部足太阳经、迎香、四白、攒竹、风池、通天。

方法：叩刺部位常规消毒，施以轻叩手法叩刺头部足太阳经，重叩手法叩击以上诸穴，叩刺3~5遍。每日治疗1次。

注：常与三棱针、毫针配合运用，疗效更佳。

2. 三棱针

基本处方：少商、商阳、头临泣。

方法：常规消毒后，取用三棱针迅速点刺出血，少商、商阳采用挤捏方法出血，头临泣施以拔罐。每周治疗1~2次。

3. 锋勾针

基本处方：通天、印堂、迎香。

方法：常规消毒，取用锋勾针勾割，以勾断皮下纤维为佳，一般每 10~15 天治疗 1 次。

4. 磁圆梅针

基本处方：督脉、手太阴肺经。

方法：叩刺部位常规消毒，施以中度手法叩刺，叩刺 3~5 遍，叩至皮肤微红为度。每天治疗 1 次。

5. 火针

基本处方：迎香、阳白、上星、通天、商阳、厉兑。

配穴：肺经风热者加风池、尺泽、少商；胆府郁热者加侠溪、行间、丘墟；脾胃湿热者加曲池、阴陵泉。

方法：常规消毒，选用细火针，烧至发红白亮后迅速点刺，速进速出，迎香、阳白、通天、商阳、厉兑针刺深约 0.05 寸，余穴针刺深为 0.1~0.2 寸。每周治疗 1~2 次。

6. 毫针

基本处方：迎香、鼻通、印堂、通天、合谷、列缺。

配穴：肺经风热者加尺泽、少商；胆府郁热者加侠溪、丘墟；脾胃湿热者加曲池、阴陵泉。

方法：常规消毒后，诸穴常规针刺。每日或隔日治疗 1 次。

以上几种方法对本病的治疗皆有较好作用，临床可根据患者的病情选择适宜的方法配合治疗。

第三节　鼻息肉

鼻息肉是赘生于鼻腔或鼻窦黏膜上突出于鼻腔黏膜表面的增生组织团。临床主要以鼻腔阻塞感或分泌物增多为主症，可伴有面部疼痛、肿胀、嗅觉减退或丧失。好发于上颌窦、筛窦、中鼻道、中鼻甲等处。

本病属于中医学中的鼻痔。中医学认为本病多是由肺经湿热，壅结于鼻窍所致。鼻窍长期受到风湿热邪侵袭，使鼻窍滞留浊邪，最后凝结成息肉；或者嗜食厚味，湿热内生，上蒸肺胃，结聚于鼻窍而成。

目前西医主要以手术方法治疗为主，手术治疗具有痛苦大、费用高、复发率高等特点。新九针疗法具有简单快捷、痛苦小、费用低等优点。新九针的临床运用如下。

1. 锟针

基本处方：鼻息肉患处。

方法：首先做好准备工作，戴好头灯，严格消毒，一般用 0.1% 新洁尔灭消毒，再取用鼻镜固定鼻息肉患处。取用中头或大头锟针，在酒精灯上烧至 100℃左右，快速烧灼，一般经 1~2 次即可以清除洁净。处理后可涂覆消炎膏。

2. 三头火针

基本处方：鼻息肉患处。

方法：准备工作与锟针相同，将三头火针烧热后对准息肉根部，速刺 1~3 下，刺后涂覆消炎膏，经 1 周左右息肉即可枯萎脱落。

本病在西医学中以手术治疗为主，通过新九针之锟针及三头火针治疗情况来看，有着较好的疗效，由此可以免除手术。新九针疗法简单易行，值得临床推广应用，但操作有一定难度，需要熟练掌握后方能在临床上操作。

第四节　迎风流泪

迎风流泪为日常常见的一种病证，其原因众多，主要表现为见风后出现不可自控的泪水外流，属于溢泪范畴，是泪腺分泌功能异常的一种表现。根据发病原因及表现分为冷泪和热泪两种。中医学认为肝开窍于目，其液为泪，溢泪多由肝虚而风寒入络所致。新九针的临床运用如下。

1. 三棱针

基本处方：太阳、耳尖。

方法：常规消毒，取用三棱针迅速点刺出血，在太阳穴拔罐，耳尖通过挤捏出血数滴即可，每周治疗 2 次。

2. 梅花针

基本处方：颈部太阳经、足少阳经及百会、大椎、风池、攒竹、眉冲、阳白。

方法：叩击部位常规消毒，施以重度手法叩击头颈部经络一遍，使之充血，然后反复叩击上述诸穴，至轻度出血为度。隔日治疗 1 次。

3. 磁圆梅针

基本处方：颈、背夹脊，背俞穴。

方法：叩击部位常规消毒，施以中度手法，反复叩击 3~5 遍，叩至皮肤潮红为度。每日治疗 1 次。

4. 火针

基本处方：攒竹、大骨空、小骨空、至阴。

方法：常规消毒后，取用细火针烧至通红发白后，快速点刺，速进速出，针刺深度约为 0.05 寸。每周治疗 1~2 次。

5. 毫针

基本处方：睛明、攒竹、风池、行间。

配穴：肝血不足者加肝俞、太溪；气血不足者加足三里、气海；肝肾两虚者加肝俞、肾俞、太溪。

方法：常规消毒，睛明注意针刺深度及出针方法，留针期间不施以手法，风池注意针刺方向，不可向内上方刺，余穴常规针刺。每日或隔日治疗 1 次。

迎风流泪临床十分常见，新九针方法有较好的疗效。为提高临床疗效，可选择新九针中几种方法联合运用。

第五节　目赤肿痛

目赤肿痛是一种传染性疾病，属于西医学中的急性结膜炎，在中医学中又称为"天行赤眼""风热病""暴发火眼"，民间俗称"红眼病"，易于传染，春、秋两季为好发季节。中医学认为本病的发生常与感受时邪疫毒或素体阳盛、脏腑积热等因素有关。患者主要表现为突然出现眼睛红肿疼痛，怕光，流泪，眼部灼热感。针灸治疗具有很好的疗效，可迅速缓解病情。新九针的临床运用如下。

1. 三棱针

基本处方：耳尖、太阳、少商、关冲。

方法：常规消毒后，取用三棱针分别于上述穴位点刺出血。本方法简单而实效，与毫针配用其效极佳，一般每周治疗 1~2 次。

2. 锋勾针

基本处方：两肩胛骨之间阳性反应点及大椎与其旁开 0.5 寸处。

方法：常规消毒，每次取用 2~3 点，以锋勾针分别勾刺，以勾断皮下纤维为佳，或使之出血，可加拔罐。

注：阳性反应点为红疹，大小如米粒、高出皮肤的红色皮疹，压之不褪色。

3. 毫针

基本处方：太阳、攒竹、风池、合谷、太冲。

配穴：风热外袭者配外关、曲池；肝胆火盛者加行间、侠溪。

方法：常规消毒，毫针常规针刺，施以泻法。攒竹、太阳可点刺放血。每日治疗 1 次。与刺血疗法配合运用其效更佳。

以上几种方法对本病的治疗皆有很好疗效，临床可以单独运用，也可以适当配合运用。

第六节　麦粒肿

麦粒肿为眼睑边缘生小硬结，红肿疼痛，形似麦粒，易于溃脓的眼病，又名"针眼""土疳"，俗称为"偷针眼"。中医学认为，本病多由风热之邪客于胞睑，火灼津液，变生疖肿，或脾虚湿热，上攻于目，热毒壅于胞睑，而发硬结肿痛。

本病相当于西医学中的睑腺炎，一般为单侧发病，且有反复发作的特点，以青少年发病为多。本病病位在眼睑，眼睑属脾，太阳为目上纲，阳明为目下纲，所以本病与足太阳、足阳明及脾胃关系密切。

针刺对本病初期治疗效果非常好，具有立竿见影的疗效，但成脓后治疗较为缓慢。新九针的临床运用如下。

1. 三棱针

基本处方：耳尖及耳背瘀络、足中趾趾腹。

方法：常规消毒，取用三棱针施以点刺法，使出血数滴即可，隔日治疗 1 次。

注：耳尖及耳背瘀络刺血适宜于上眼睑麦粒肿，足中趾趾腹刺血适宜于下眼睑麦粒肿。刺血疗法极具特效，仅用本法即有较好疗效，尤其初发患者，疗效突出，若与毫针配合运用其效更佳，可谓是特效之法。

2. 锋勾针

基本处方：肩胛区第 1~7 胸椎棘突两侧阳性反应点。

方法：确定阳性点，常规消毒，取用锋勾针，将其皮下纤维勾断或使之出血，同时可加拔罐。

注：阳性反应点表现为淡红色疹点（高出皮肤，压之不褪色）或压痛点。

3. 毫针

基本处方：灵骨。

配穴：下眼睑者配内庭；上眼睑者配至阴。

方法：常规消毒，取双侧灵骨穴，针刺深度要稍深。

注：灵骨穴为董氏奇穴之要穴。本穴定位已在"中风"一节中介绍，可参考。针刺灵骨穴治疗本病有特殊疗效，在日本本穴又被称之为"偷针眼穴"，专用于本病治疗。

本病以上几种方法治疗均理想，可以用任何一种方法治疗，也可以两种方法联合运用以提高临床疗效。

第七节　翼状胬肉

翼状胬肉是一种慢性炎症性病变，因形状似昆虫翅膀而得名，属于西医学中的变应性结膜病。可一侧或两侧发病，以内侧为多见。按照其发展与否，可分为进展期和静止期两种。进展期翼状胬肉头部隆起，其前端有浸润，有时见色素性铁线，体部充血、肥厚，向角膜内逐渐生长。静止期翼状胬肉头部平坦，体部菲薄，静止不发展。本节所论治疗主要针对进展期。

本病归属于中医学中的"胬肉攀睛"，俗称"鱼肉"。新九针的临床运用如下。

1. 三棱针

基本处方：攒竹、丝竹空、太阳。

方法：常规消毒后，用三棱针施以点刺，拔罐使之出血，每周治疗 1~2 次。

注：一般多与毫针配合运用。

2. 平头火针

基本处方：翼状胬肉局部。

方法：先以 0.5%~1% 丁卡因溶液滴眼麻醉，1 分钟后试触眼球无痛感时，将平头火针烧至微红，由内眼角向角膜方向缓慢点刺其赘生的胬肉，注意遮盖角膜的胬肉不可点刺，即点刺不超过角膜。点刺 1 次要适量，对于较大的胬肉要分次点刺，一般隔 5~7 天再行第 2 次治疗。点刺后用红霉素眼膏涂覆，外敷纱布覆盖。

注：本法操作难度大，需要有熟练的操作能力方可运用，操作要仔细认真，注意勿伤及角膜及眼球。

3. 毫针

基本处方：睛明、攒竹、太冲、至阴。

方法：常规消毒，睛明穴针刺时注意针刺深度与角度，出针时注意按压；余穴常规针刺。每日或隔日治疗 1 次。

第八节　睑黄疣

睑黄疣又称睑黄色瘤，是黄瘤的普通型，表现为发生于眼睑皮肤的淡黄色柔软扁平疣状隆起，常对称发生于双侧内眼角。睑黄疣由单个或数个黄色小斑点逐渐变大、隆起和融合，呈圆形或椭圆形，可围绕内眼角形成马蹄形或不规则形状。常发生于中年妇女，尤其更年期前后更易发生，一般多为米粒至蚕豆大小，无自觉症状，发展缓慢，但不自行消退。

中医学认为本病多由肝胆湿热上犯，阻于肌肤所致。新九针的临床运用如下。

三头火针或平头火针

基本处方： 睑黄疣局部。

方法： 先严格消毒，如疣较多可先用 2% 利多卡因局部麻醉，然后根据斑块大小选用三头火针或平头火针，将针烧至微红，点刺瘤体，使瘤体消失，然后涂以消炎药膏，防止感染。

注： 操作时要注意严格消毒，点刺后 1 周内严禁沾水，并涂以消炎药膏防止感染。

第九节　青光眼

青光眼是一组以视神经乳头萎缩及凹陷、视野缺损、视力下降为共同特征的眼病。临床上根据病因、房角、眼压描记等情况将青光眼分为原发性、继发性和先天性三大类。原发性青光眼根据眼压升高时前房角的状态，又分为闭角型青光眼和开角型青光眼，针灸施治主要针对的是原发性开角型青光眼。

本病归属于中医学中的"五风内障"，包括青风内障、绿风内障、黄风内障、乌风内障及黑风内障，五风内障描述了各种不同的青光眼类型。中医学认为本病的发生多因七情郁结及风、火、痰等导致气血失和，气机阻滞，目中玄府闭塞，神水滞积，或气阴不足，目失濡养所致。新九针的临床运用如下。

1. 三棱针

基本处方： 太阳、耳尖及耳背上 1/3 处瘀络。

方法： 常规消毒，取用三棱针施以点刺放血，耳尖挤捏出血数滴即可，耳背上1/3 瘀络处点刺使自然出血，太阳穴点刺后加拔罐使之出血。急性期每日治疗 1 次。

注：一般多与毫针疗法同时配合运用。

2. 梅花针

基本处方：眼周围诸穴、头颈部足太阳经。

方法：叩刺部位常规消毒，施以轻叩手法，反复叩刺，叩至局部皮肤潮红为度。每日或隔日治疗 1 次。

注：一般作为毫针疗法的配用方法。

3. 锋勾针

基本处方：背部肩胛区阳性反应点（两肩胛区淡红色疹点或敏感点）及风池、膈俞、肝俞。

方法：在背部两肩胛区寻找反应点，确定针刺部位，常规消毒，每次选用 3~5 个反应点，施以勾割，将其皮下纤维割断，然后予以处理，防止感染，阳性反应点交替用之，风池、膈俞、肝俞每 5 天勾割 1 次。

4. 毫针

基本处方：行间、复溜、太溪、风池、睛明、球后、目窗。

方法：常规消毒，诸穴常规针刺，睛明、球后及风池注意针刺深度及方向，眼周围穴位在出针时注意按压方法与按压时间。每日治疗 1 次，急性期可每日治疗 2 次。

青光眼按照房角关闭情况以及发病缓急，可分为急性闭角型青光眼、慢性闭角型青光眼、原发性开角型青光眼等，针刺疗法主要针对原发性开角型青光眼，又称为慢性开角型青光眼、慢性单纯性青光眼，其他类型则疗效不甚理想。

第十节　耳鸣、耳聋

耳鸣与耳聋是五官科常见疾病，治疗较为棘手，属于常见疑难疾病。耳鸣、耳聋表现为听觉异常。耳鸣是患者自觉耳内作响，自己听到耳内或脑内发出声音，或如蝉声，或如潮涌，多是越安静，感觉鸣声越大；耳聋则是以听力不同程度减退或失听为主症。二者在临床中常常相互并见，且在中医学的病因病机方面大致相同，治疗方法相近，故合并论述。

中医学认为，本病的发生是内外因综合作用的结果。内因多为恼怒、惊恐，肝胆风火上逆，以致少阳经气闭阻，或痰火壅结耳窍；或因肾精亏虚，脾胃虚弱，精气不能上濡于耳而成；外因则多为风邪侵袭，壅遏清窍而致。

西医学中，耳鸣、耳聋多见于耳科疾病、高血压、动脉硬化、脑血管疾病、贫血、红细胞增多症、糖尿病、感染性疾病、药物中毒及外伤性疾病中。可见本病的原因也是十分复杂的。针灸对新病（3个月内）的治疗极为有效，对病程较久的患者来说治疗较为棘手，因此及时就诊至关重要。新九针的临床运用如下。

1. 梅花针

基本处方：头部三阳经。

方法：叩刺部位常规消毒，虚证用轻度手法叩刺3遍，实证用中度手法叩刺5遍。每日治疗1次。

2. 磁圆梅针

基本处方：头部三阳经及风池、完骨、翳风、耳门、听宫、听会、下关。

方法：叩刺部位常规消毒，用轻叩手法叩刺3遍，重叩以上诸穴，使诸穴明显充血。每日治疗1次。

3. 火针

基本处方：听宫、听会、翳风、中渚、太冲、关冲。

配穴：外感风邪者加外关、风池；肝胆火盛者加行间、足窍阴；痰火壅结者加丰隆、内庭；气滞血瘀者加内关、血海；肾精亏虚者加肾俞、太溪。

方法：常规消毒，取用细火针，烧红后迅速点刺，速进速出，听宫、听会、翳风、中渚、太冲针刺深度为0.2~0.3寸，关冲、足窍阴细火针针刺深度为0.05寸左右，行间、内庭细火针针刺深度为0.1寸左右，余穴针刺深度为0.3~0.5寸。每周治疗2次。

4. 毫针

实证基本处方：听会、耳门、翳风、侠溪、太冲、液门。

配穴：外感风邪者加外关、风池；肝胆火旺者加行间、足窍阴；痰火郁结者加丰隆、内庭；气滞血瘀者加内关、血海。

虚证基本处方：听宫、翳风、太溪、肾俞、阳池。

配穴：肾气亏虚者加悬钟、复溜；气血亏虚者加足三里、气海。

方法：常规消毒，虚证用补法，实证用泻法，急性病每日治疗1次，慢性病隔日治疗1次。

临床治疗首先明确虚、实之证，通过长期临床观察来看，虚实夹杂者多见，根据患者病症特点选择适宜的方法治疗。

第十一节　中耳炎

中耳炎是耳内的急、慢性化脓性炎症，是以耳内流脓为主症的一种病证，常伴有耳痛、听力减退及耳鸣，也可伴有轻重不一的全身症状。中耳炎可发生于各年龄阶段，尤以小儿多发。

本病属于中医学"聤耳"之范畴，又称为"脓耳"。中医学认为本病的发生常与外感风热、情志恚怒、嗜食辛辣厚味等因素有关，主要由风热上壅或肝胆火郁，夹湿热上攻结聚于耳窍所致。新九针的临床运用如下。

1. 三棱针

基本处方：外踝周围瘀络、耳尖及耳背瘀络。

方法：常规消毒，用三棱针在外踝周围之瘀络和耳背上 1/3 部位瘀络处点刺放血，耳尖点刺之后挤捏使出血数滴即可，外踝及耳背瘀络点刺后使之自然出血。每周治疗 2 次。

2. 梅花针

基本处方：头部少阳经、耳周围局部穴位。

方法：常规消毒，施以中度手法，叩刺 3~5 遍，使之充血为度。每日或隔日治疗 1 次。

3. 火针

基本处方：上关、下关、关冲、足窍阴、偏历。

配穴：风热外袭者加曲池、大椎、合谷、风池；肝胆火旺者加侠溪、行间、液门；脾虚湿滞者加脾俞、阴陵泉、三阴交；肾阴亏虚者加太溪、照海、复溜。

方法：常规消毒，选用细火针，烧至通红发亮后快速点刺，速进速出，上关、下关针刺深 0.2~0.3 寸，关冲、足窍阴针刺深约 0.05 寸，行间、侠溪、液门针刺深约 0.1 寸，余穴针刺深 0.2~0.3 寸。每周治疗 2 次。

4. 毫针

基本处方：耳门、听会、翳风、侠溪、外关。

配穴：风热上壅者加合谷、风池、曲池；肝胆火旺者加行间、液门；脾虚湿滞者加三阴交、阴陵泉、脾俞；肾阴亏虚者加太溪、照海、复溜。

方法：常规消毒后，诸穴常规针刺，急性患者每日治疗 1 次，慢性患者每日或隔日治疗 1 次。

第十二节　牙痛

牙痛是临床上最常见的疼痛症状，大部分人一生中都曾有过不同程度和不同类型的牙痛，所以在民间有"牙痛不算病，疼起来不要命"的说法，这说明牙痛确实极为平常，但给人带来的痛苦却不小。中医学认为，牙痛的发生多与外感风火邪毒、过食膏粱厚味、体弱过劳等因素有关。

在民间有"牙痛方一大筐"之说，说明治疗牙痛的方法很多，为何出现了"牙痛方一大筐"的情况呢？这是因为真正能有效的方法不多，才有了"一大筐"之说。针灸治疗牙痛极具特效，具有见效迅速、疗效高的特点。新九针的临床运用如下。

1. 梅花针

基本处方：上肢部手阳明大肠经、患侧面部以及合谷、阳溪、偏历、温溜、下关、颊车、听宫。

方法：叩刺部位常规消毒，施以中度手法，叩刺手阳明大肠经3~5遍，叩至充血为度，重叩以上诸穴，使之微出血。

2. 三棱针

基本处方：商阳、厉兑、颊车、下关。

方法：常规消毒，用三棱针在上述诸穴点刺放血，商阳、厉兑以挤捏方法使出血数滴，颊车、下关点刺后施以拔罐。

3. 毫针

基本处方：合谷、液门。

配穴：上牙痛者加下关、内庭；下牙痛者加颊车、偏历；风火牙痛者加曲池、翳风、大椎；胃火牙痛者加内庭、二间；肾虚牙痛者加太溪、肾俞；龋齿疼痛者加阳溪、偏历。

方法：常规消毒后，诸穴常规针刺，每日治疗1~2次。

针刺治疗牙痛具有特效，若能辨证准确，组方合理，针刺得当，一般能立竿见影。阳溪穴敷大蒜法简单而有实效，将大蒜捣烂如泥，贴敷于患侧阳溪穴，然后用保鲜膜保护固定，当牙痛消失，将其水疱挑破即可，对各种牙痛均有较好疗效。

第十三节　扁桃体炎

扁桃体炎是以发热、咽喉两侧喉核红肿疼痛，形似乳头，状如蚕蛾为主症的病证。肿大的扁桃体质硬、暗红，其表面往往伴有黄白色脓点。可发生于一侧，也可以两侧同时发病。任何年龄皆可发病，尤以儿童和青年人多发。根据发病形式分为急性和慢性两种。

本病属于中医学"乳蛾"之范畴。中医学将本病分为风热乳蛾和虚火乳蛾，风热乳蛾多为风热之邪乘虚侵袭咽部，火热邪毒搏结喉核而致；虚火乳蛾多因久病体弱，肺肾两虚，虚火上炎，熏灼喉核而致。新九针的临床运用如下。

1. 三棱针

基本处方：少商、商阳、耳尖及耳背瘀络。

方法：常规消毒后，用三棱针点刺少商、商阳、耳尖，点刺后施以挤捏，使出血数滴即可，耳背瘀络点刺后使自然出血即可，每日或隔日治疗1次。

注：本方法主要用于急性期、中医学辨证为风热乳蛾者。

2. 锋勾针

基本处方：肿大的扁桃体。

方法：施以严格消毒，用锋勾针直接勾刺肿大的扁桃体2~3针，每天用生理盐水漱口数次。

注：适用于急性扁桃体炎，本方法操作有一定的难度，最好以开口器配合运用，操作仔细认真，一定注意严格消毒，用生理盐水漱口，操作后注意禁食辛辣刺激性食物。

3. 毫针

急性扁桃体炎基本处方：大椎、风池、曲池、合谷、少商。

配穴：外感风热者加商阳、尺泽；肺胃热盛者加内庭、鱼际。

方法：常规消毒后，诸穴常规针刺，施以泻法，可配合刺血方法，每日治疗1次。

慢性扁桃体炎基本处方：太溪、照海、合谷、鱼际、三阴交。

方法：常规消毒后，诸穴常规针刺，施以补法或平补平泻法，每日或隔日治疗1次。

第十四节　慢性咽炎

慢性咽炎是指咽部黏膜及黏膜下和淋巴组织的慢性炎症，病程长，多为急性咽炎反复发作而致。临床以咽部异物感、灼热感、干燥或微痛、刺激性咳嗽等咽部不适为主症。

本病归属于中医学"喉痹"之范畴。中医学认为，本病多由外感风热或风寒，或肺胃积热，或虚火上炎等因素所致。

目前一般方法治疗本病疗效不佳，新九针对本病有较好的作用，临床可根据患者的具体病情选择适宜的方法配合运用，其效满意。新九针的临床运用如下。

1. 三棱针

基本处方：喉蛾九穴、少商、商阳。

方法：常规消毒后，取用三棱针，施以点刺出血，诸穴点刺后均通过挤捏使出血。每周治疗 2 次。

注：喉蛾九穴为董氏奇穴，位于喉部，在喉结及其上 1 寸与下 1.5 寸处，另加该处左右旁开 1.5 寸处。本方法主要适用于慢性咽炎急性发作时。

2. 锋勾针

基本处方：咽喉局部。

方法：常规消毒后，取用锋勾针在咽部充血明显处挑刺出血。每周治疗 2 次。

注：本法适用于慢性咽炎急性发作者。最好以开口器配合运用，操作时仔细认真，注意严格消毒，刺后注意饮食宜清淡，禁食辛辣刺激性食物，每日饭后用生理盐水漱口。

3. 梅花针

基本处方：颈部与胸部的督脉、胸部夹脊、胸部任脉。

方法：常规消毒后，以中度手法叩刺 3~5 遍，叩至微微出血。每天治疗 1 次。

4. 火针

基本处方：天突、廉泉、列缺、照海。

配穴：肺肾阴虚者加复溜、经渠；脾胃虚弱者加足三里、脾俞；脾肾阳虚者加脾俞、肾俞；痰凝血瘀者加膈俞、丰隆。

方法：常规消毒，选择细火针，烧至通红发亮后施以速刺法，速进速出，天突、廉泉、列缺、照海针刺深度为 0.1~0.2 寸，余穴选用中粗火针，速刺 0.2~0.3

寸。每周治疗 2 次。

5. 锟针

基本处方：咽部患处。

方法：患处严格消毒，用 2% 利多卡因局部浸润麻醉，将锟针烧热后烙熨咽喉部增生部位。

注：本方法操作有一定的难度，因需要麻醉，因此限制了临床运用，治疗时最好以开口器配合运用，操作应仔细认真，针刺后注意饮食宜清淡，禁食辛辣刺激性食物，每次饭后用生理盐水漱口。

6. 毫针

基本处方：廉泉、天突、列缺、照海、太溪。

配穴：虚火上炎者加鱼际、三阴交；痰瘀阻滞者加丰隆、血海。

方法：常规消毒，注意天突的针刺角度，针刺后不施以手法，留针 3~5 分钟；廉泉向舌根方向针刺，余穴常规针刺。每日或隔日治疗 1 次。

第十五节　口腔黏膜白斑

口腔黏膜白斑是指发生在口腔黏膜上的白色或灰白色角化性病变的斑块状损害，是一种常见的非传染性慢性疾病。口腔各部黏膜均可发生，但以面颊、舌、唇部最多。临床以中年男性发病率最高。主要表现为口腔黏膜上一处或多处出现白色或灰白色的均质型较硬斑块，质地紧密，损害大小不一，轻度隆起或高低不平。有的白斑附近的黏膜可有发红、发黑或者瘀斑。多数患者无症状，少部分患者或有轻度烧灼感或刺激感。因本病被认为是口腔癌的癌前病变，所以应当引起重视，积极治疗。

中医学认为本病是由肺胃蕴热，复感毒邪，郁结于口腔所致。

目前西医疗法主要以手术为主，尚无有效的其他疗法。新九针具有简单易行、疗效可靠的特点，值得临床推广运用。新九针的临床运用如下。

1. 锟针

基本处方：白斑处。

方法：常规消毒后，取用锟针，烧热后轻轻烙熨白斑处，使白斑脱落即可。针刺后注意口腔清洁，禁食辛辣刺激性食物，每日用生理盐水涂擦患处 3 次。

2. 多头火针

基本处方：白斑处。

方法：本法主要用于面积较大的患者，常规消毒后，取用多头火针，将针烧红后，迅速于白斑区浅刺，每针间距以 1cm 左右为宜，每 2 周治疗 1 次。针刺后注意保持口腔清洁，禁食辛辣刺激性食物，每日用生理盐水涂擦患处 3 次。

3. 镵针

基本处方：白斑处。

方法：常规消毒后，取用镵针，在白斑处纵向划割，划割针距以 0.5cm 为宜，长度约 1cm，深度以划割部位出血为度，每 5 日治疗 1 次。针刺后注意保持口腔清洁，禁食辛辣刺激性食物，每日用生理盐水涂擦患处 3 次。

4. 毫针

基本处方：地仓、合谷、廉泉、承浆。

配穴：气滞血瘀型加太冲、血海；脾虚湿困者加阴陵泉、中脘、脾俞；阴虚血热者加太溪、然谷、照海。

方法：常规消毒，诸穴常规针刺。每日或隔日治疗 1 次。

第七章　外科病证

第一节　疔疮

疔疮是好发于颜面部和手足部的急性化脓性疾病。本病发病迅速，初起形小根深，底部坚硬如钉，故名疔疮。疔疮的发病范围很广，因发病部位和形状不同，可有不同的名称，如"人中疔""承浆疔""唇疔""托盘疔""蛇头疔""虎口疔""涌泉疔""红丝疔"。中医学认为本病的发生多是由于恣食膏粱厚味、醇酒辛辣，导致脏腑火毒结聚；或感受火热之邪，或肌肤不洁，邪毒外侵，流窜经络，使气血阻滞而成。

本病相当于西医学中的皮肤急性化脓性病变，如疖、痈、急性浅表性淋巴管炎、甲沟炎等疾病。新九针的临床运用如下。

1. 三棱针

基本处方：大椎、灵台、委中、曲泽。

方法：常规消毒后，施以点刺放血，并加拔罐，每周治疗 2 次。点刺放血治疗本病有很好疗效，临床可以单独运用，也可以与毫针配合运用。

2. 锋勾针

基本处方：背部脊柱两旁丘疹样突起，即阳性反应点。

方法：确定阳性反应点，每次选用 3~5 点，常规消毒，取用锋勾针勾割，挑断皮下纤维或者使之出血。每周治疗 2 次。

注：阳性反应点为红色疹点，大小如米粒，高起皮肤，散在出现，压之不褪色。

3. 火针

基本处方：病患局部。

方法：常规消毒后，取用中粗或粗火针对准疔疮迅速点刺。

注：本方法主要适用于成脓期的治疗。

4. 毫针

基本处方：身柱、灵台、合谷、委中。

配穴：高热者加大椎、曲池；神昏者加水沟、十二井。

方法：常规消毒，委中、大椎、十二井穴可以刺血，余穴用毫针常规针刺，施以泻法。每日治疗1次。

针刺治疗本病有较好作用，三棱针法、锋勾针法及毫针法皆有良效，临床可根据患者情况配合运用。

第二节　丹毒

丹毒是患部皮肤突然出现灼热疼痛，色如涂丹，游走极快的一种急性感染性皮肤病。本病的特点是突然起病，迅速发展，而发于某一部位。中医学根据所发部位而定有不同的名称，发于下肢者称为"流火"，生于头面者称为"抱头火丹"，新生儿多生于臀部，称为"赤游丹"。中医学认为，本病属火毒为病，其发生常与素体血分有热、皮肤黏膜破损、火毒入侵等因素有关。

本病相当于西医学中的急性网状淋巴管炎，西医学认为本病由乙型溶血性链球菌感染所致。新九针的临床运用如下。

1. 梅花针

基本处方：病患处局部。

方法：常规消毒后，施以重叩手法，叩至出血，再加拔罐使之出血。隔日治疗1次。

注：可与三棱针任选一种，临床多与毫针配合运用。

2. 三棱针

基本处方：委中、大椎、灵台、中冲及病患处瘀络。

方法：常规消毒，取用三棱针点刺，中冲挤捏使之出血数滴，并在患处找瘀络刺血，余穴点刺后加拔罐，每周治疗2次。

注：一般多与毫针配合运用。

3. 火针

基本处方：曲池、委中、阿是穴。

配穴：风热证者加大椎、尺泽；湿热证者加阴陵泉、内庭；反复发作者加三阴交。

方法：常规消毒，尺泽、大椎用中粗火针，针刺深度为0.2~0.3寸，使有少量出血；阿是穴根据病变的部位选择细火针或中粗火针，行散刺法，以出血为佳，点刺后加拔罐，针刺深度依所在部位而定；余穴用细火针点刺 0.2~0.3 寸。每周治疗 2 次。

4. 毫针

基本处方： 曲池、合谷、血海、委中。

配穴： 风热证者加大椎、风门；湿热证者加阴陵泉、内庭。

方法： 常规消毒，诸穴常规针刺，施以泻法，每日 1 次。同时可配用三棱针或者梅花针点刺放血。

第三节　鸡眼

鸡眼是由于局部长期受压和摩擦引起表皮角质过度增生，行走时产生疼痛，形如鸡眼，故而得名。它的形成是由于长期受摩擦和挤压造成皮肤角质增生性损害，如豆大或稍大，表面光滑，呈淡黄或深黄，界限清楚，在中心有倒圆锥状角质栓嵌入真皮，压迫其真皮的感觉神经而出现疼痛。一般多发生于足底与足趾，少数也发生于手指。主要症状为在病变中心可有明显压痛，平时因走路或者挤压引发剧烈疼痛。新九针的临床运用如下。

火针

基本处方： 鸡眼中心点。

方法： 常规消毒，根据鸡眼的大小选择细或中粗火针，将针烧至通红发亮，对准鸡眼中心快速刺入，针刺深度为到达根底部，至针下有落空感或冒出白色分泌物为宜，当患者感到疼痛时迅速出针。若鸡眼较大，可用火针在病灶周围向根底部做多向透刺。如果因一次火针退火不能针透，应当将火针重新烧红发亮后再次进行操作。一般治疗 1 次即可痊愈。

注： 火针疗法简单而有实效，可谓是首选方法。针刺时注意消毒，点刺后保护疮面，1 周内不能沾水。

第四节　痔

痔是因痔静脉曲张而引起的肛门疾患，是肛门最常见的一种疾病，发病率甚高，在民间有"十人九痔"之说。其主要症状为肛门部胀痛或刺痛，有异物感或下坠感，便后有肿块脱出肛门，大便带血或便后带血。根据痔的部位可分为 3 种：位于齿状线以下者为外痔；在齿状线以上者为内痔；在齿状线上下都有且相连通者为混合痔。

中医学认为，本病是由嗜食辛辣、饮酒过量致湿热下注，或久坐久立，过度负重，房劳过度，长期便秘以及妊娠等，致使气血失调，经络阻滞，瘀血浊气下注肛门所致。

新九针中多种方法治疗痔疾有较好作用，尤其几种方法联合运用更能提高治愈率。新九针的临床运用如下。

1. 三棱针

基本处方：委中至承山之间的瘀络。

方法：常规消毒，于委中至承山之间寻找瘀络点刺放血，血变色而止，或者让其自然止血。每周治疗 1~2 次。

注：本法适用于各种痔疾，临床疗效极佳，常与毫针疗法配合运用以提高疗效。

2. 锋勾针

基本处方：第 7 胸椎至腰骶部阳性反应点（呈紫红色或粉红色高出皮肤的丘疹，压之不褪色，尤以腰骶部接近督脉的反应点为首选）。

方法：每次选用 2~3 个反应点，常规消毒，取用锋勾针勾割，将皮下白色纤维物挑断，挤出血液或黏液。每 10~15 天治疗 1 次。

注：本疗法也具有确切作用，只要能找到相应的反应点，用之即效，可以单独使用本法，也可以与毫针配合运用。

3. 火针

基本处方一：痔核患处。

方法：用 1∶1000 的新洁而灭进行肛周消毒，选择粗火针，根据痔核大小确定点刺针数。对直径 1~1.5cm 的小肿物点刺 2~3 针；对直径 2cm 以上的较大肿物点刺 7~8 针，乃至 10 余针。将针烧至通红发亮后迅速点刺，深度到达肿物基底部，如有出血，任其自然流出，然后稍加压迫，再用烧伤膏涂擦纱布包扎。

注：此方法适宜于单纯型、血栓型外痔的治疗。

基本处方二：痔周。

方法：用新洁而灭常规消毒，插入肛门镜，确定针刺点，将针烧红后，快速点刺，一般先在痔核的上方（截石位），即 3 点、7 点、11 点 3 个母痔上方的直肠上动脉区各刺 1 针，目的是阻断痔内血流，然后根据痔核大小，在周围及痔核上点刺数针，针刺深度以有抵抗感为宜。若有出血任其自流。

注：此法适宜于内痔及混合痔的治疗。

4. 镵针

基本处方：龈交反应点。

方法：常规新洁而灭消毒，用小止血钳固定，取用镵针，对反应点进行切割，然后用干棉球按压止血即可。

注：这一方法也是简单而有实效的好方法，若有反应点，用之即有特效。可以单独用之，也可以配合毫针疗法运用。

5. 铍针

基本处方：痔核。

方法：用 1∶1000 新洁而灭溶液消毒，用止血钳夹持、固定痔核根部，将铍针烧至发红后，紧贴着止血钳下面割下，如有出血或残留，可再用火锟针轻轻烙熨成焦痂，用无菌油纱贴敷，纱布包扎。注意清洁消毒。

注：此法适宜皮赘型外痔，对疼痛耐受性差的患者操作前可先用利多卡因浸润麻醉。

6. 毫针

基本处方：承山、二白、长强。

配穴：湿热下注者加阴陵泉、次髎；气虚下陷者加百会、气海；便秘者加支沟、天枢；出血者加孔最、膈俞；疼痛者加阳溪、跗阳。

方法：常规消毒，长强沿着尾骶骨内壁进针 1~1.5 寸，余穴常规针刺。每日或隔日治疗 1 次。

以上几种方法皆对本病有显著的疗效，根据患者病情，选择适宜的方法，为提高临床疗效，在施治时可根据痔疾的不同，选择两种方法配合运用。

第五节　肛裂

肛裂是指齿状线下肛管皮肤层裂伤后形成的小溃疡。一般好发于肛管后正中部位，方向与肛管纵轴平行，长 0.5~1cm，呈梭形或椭圆形。其典型的临床表现为疼痛、便秘和出血，被称为"三联征"，是诊断本病的重要依据。引发本病最主要的原因是长期便秘，因此保持大便通畅对本病的恢复至关重要。

目前西医主要采用手术疗法，手术方法痛苦大，费用高，并且有导致肛门失禁的危险。新九针疗法具有简单易操作、痛苦小、无风险的特点。新九针的临床运用如下。

1. 火针

基本处方： 肛裂患处。

方法： 用 1 : 1000 新洁而灭溶液消毒，取用粗火针，烧至 100℃ 左右（注意温度不可过高，否则容易损伤正常组织），在创面施以烙灼，使局部组织结痂，当结痂脱落后即能痊愈。

注： 本方法适用于小面积的肛裂。治疗后注意严格消毒处理，每次便后需要清洗，一定保持大便通畅。

2. 铍针

基本处方： 肛裂患处。

方法： 用 1 : 1000 新洁而灭溶液消毒，然后用 2% 利多卡因浸润麻醉，将铍针烧红后，从肛裂上端向下烙割，深度以切断肛裂底部环肌纤维为宜。

注： 本方法适宜于溃疡面积较大的患者。治疗结束后涂以烧伤膏，用无菌纱布包扎，胶布固定。排便后用 1 : 2000 高锰酸钾溶液坐浴，坐浴完毕后再涂以烧伤膏，一般连续换药 5~7 天即可。一定保持大便通畅，以大便稀软为佳，避免大便干燥。

第六节　肛周脓肿

肛周脓肿即直肠肛管周围脓肿，是指肛管周围软组织内或其周围间隙发生的急性化脓性感染，并形成脓肿。其主要表现为肛门周围突然出现肿块，焮红疼痛，形如桃李。

本病归属于中医学中的"跨马痈""脏毒"之范畴。中医学认为本病多由湿热下注，瘀血凝滞，热盛肉腐成脓所致。

传统针刺方法治疗本病效果不甚理想，通过运用新九针疗法，可以有效缓解症状。新九针的临床运用如下。

锟针

基本处方： 肛周脓肿局部。

方法： 患者取侧卧位，患侧在上，用 1 : 1000 新洁而灭溶液常规消毒，一手固定患处，选择脓腔距体表最薄处作为穿刺部位，另一手取用小号锟针，将针烧红后迅速刺入脓腔，当锟针进入脓腔后，阻力有消失感，此时转动一下针具，以烧焦周围组织，并防止创面出血，拔出锟针，脓液随即流出。用无菌干棉球擦净脓液，外敷烧伤膏，以无菌纱布覆盖，胶布固定。注意换药，保持患处清洁，预防感染。

第七节　肛瘘

肛瘘是肛门直肠瘘的简称，是发生在肛门周围的脓肿溃破或切开引流后的后遗病变。表现为肛门周围有肉芽肿性管道，由内口、瘘管、外口3部分组成。内口在直肠下部或肛管，单发或多发，外口在肛周皮肤上，可为一个或多个，经久不愈，或间歇性发作，任何年龄皆可发病，尤以青壮年为多发。其主要症状为外口常有少量脓性、血性、黏液性分泌物流出。

本病归属于中医学"悬痈""坐马痈""脏毒"等范畴。

传统针灸方法治疗肛瘘极为少见，治疗比较棘手。采用新九针疗法可有效治疗疾病，打破了一直以来认为本病需要手术治疗的思路。新九针的临床运用如下。

锃针

基本处方：瘘管局部。

方法：患者取侧卧位，患侧在上，用1∶1000的新洁而灭溶液常规消毒，在治疗时先用锃针探测瘘道的走向及深度，以便掌握烧针长度，确定进针深度及方向。将锃针烧红后迅速自外瘘口处进针，达到针刺深度后，稍转动一下锃针，以烧焦周围组织。若为1个瘘口，处理1次即可，如果多个瘘口，则需要分别处理。然后涂上烧伤膏，再用无菌纱布覆盖，以胶布固定，包扎3天即可，注意局部清洁，1周内勿沾水，以防感染，保持大便通畅。

第八节　直肠息肉

直肠息肉是指从直肠黏膜突向肠腔的隆起病变，常合并结肠息肉。多发生于40岁以上人群，且随着年龄增大，其发病率越高。当息肉较小的时候，一般无明显症状，较大息肉可能会出现便血，其特点是鲜血染于粪便外，量不多，一般为间歇性。

本病归属于中医学"肠蕈"之范畴。中医学认为本病是由湿热下注于大肠，引起肠道气机不畅，经络瘀阻而成。新九针的临床运用如下。

铍针

基本处方：息肉病变处。

方法：在治疗前先要清洁灌肠，以减少治疗后排便。清洁灌肠后以1∶1000新洁而灭溶液常规消毒。用小血管钳固定息肉根部，将铍针烧红后沿着血管钳表面将息肉烙割，当烙割后创面不平或有出血者，再用锟针烙熨，形成焦痂，涂以烧烫伤膏，用无菌纱布覆盖，胶布固定。

注：术后减少进食，以流质和半流质饮食为主，以减少排便刺激，最好控制在术后 2 天内不排便，注意治疗后的清洁消毒，及时更换敷料，保持创面清洁，预防感染。

第九节　腱鞘囊肿

腱鞘囊肿是发生于关节或腱鞘内的囊性肿物，好发于腕关节背侧面、腕关节掌侧面、手指掌侧面、踝关节周围及足背面、腘窝等处。由关节囊周围结缔组织退变所致。囊内含有无色透明或橙色、淡黄色浓稠黏液。

本病属于中医学"筋结"之范畴，中医学认为本病的发生是由于患部关节过度活动，反复持重，经久站立等，劳伤经筋，以致气津运行不畅，凝滞筋脉所致。

新九针治疗腱鞘囊肿更为直接、容易，其方法简单而有实效。新九针的临床运用如下。

1. 火针

基本处方：囊肿患处。

方法：常规消毒，一手固定囊肿，取用粗火针，烧至通红发亮后避开血管迅速点刺，针刺入囊肿内部，以达囊肿基底部为度，迅速出针。根据囊肿大小决定针刺针数，点刺完成后，再用干棉球或无菌纱布在针孔周围用力挤压囊肿，挤出胶状液体，务必挤压干净，后再常规消毒。对较大的囊肿挤净胶状液体后再用弹性绷带加压包扎 2~3 天。

注：火针治疗本病简单而有实效，如果经治疗 1 次未愈，可隔 3~5 天再治疗 1 次。

2. 锋勾针

基本处方：囊肿局部。

方法：常规消毒，取用锋勾针施以勾刺，刺破囊壁，挤出囊内胶状液体，然后用弹性绷带加压包扎。

注：本方法主要用于较小的囊肿。

3. 毫针

基本处方：囊肿局部。

方法：常规消毒后，取用较粗的毫针，从囊肿正中及四周向中心围刺，围刺针数依囊肿大小而定，出针后以无菌干棉球或无菌纱布在针孔周围用力挤出胶状液体，再用弹性绷带加压包扎。

注：本方法适用于囊肿较小、害怕火针或怕痛的患者。

第十节　脂肪瘤

脂肪瘤是由成熟脂肪细胞组成的常见良性肿瘤，由正常脂肪细胞聚集而成，占软组织良性肿瘤的80%左右，可发生于全身各部位，主要发生在皮下，可以单发，也可以多发，多则可达十几个，甚至上百个，称为多发性脂肪瘤。浅表脂肪瘤除了局部肿块外几乎没有相关症状，肿瘤生长缓慢，质地柔软，边界清楚，推之活动度良好，一般不引起疼痛，当较大的脂肪瘤压迫外周神经时可出现一定的疼痛。

脂肪瘤归属于中医学"痰核""肉瘤"之范畴。中医学认为本病主要是由瘀滞伤脾，痰气凝结所致。新九针的临床运用如下。

火针

基本处方：脂肪瘤体局部。

方法：瘤体部位常规消毒，操作时一手固定瘤体，另一手持粗火针，将针烧红至发亮后快速刺入脂肪瘤，针深达瘤体基底部，分别在四周各刺1针，对于较大的瘤体可针刺6~7针，出针后再用无菌干棉球或无菌纱布在针孔周围用力挤脂肪瘤的囊液，也可以在瘤体上拔罐。每周治疗1次，直至瘤体完全消失为止。

第十一节　粉瘤

粉瘤是由于皮肤中皮脂腺导管堵塞，皮脂逐渐淤积形成囊肿的良性皮肤病变，破溃后可见粉渣样物溢出。好发于头面部、胸背部、臀部等处。肿块位于皮肤浅层内，呈半球状隆起，小者如豆粒，大者如鸡蛋，边界清楚，质地坚实，或有囊性感，张力较大，与皮肤粘连，不易分开，可以推动。在肿块表面皮肤常可见针头大的开口，略带黑色，挤之有白色分泌物溢出，且有臭气。肿块生长缓慢，一般无自觉症状。但容易继发感染，感染后瘤体局部可见红、肿、热、痛，甚或形成脓肿。

本病相当于西医学中的皮脂腺囊肿。新九针的临床运用如下。

火针

基本处方：粉瘤瘤体局部。

方法：瘤体部位常规消毒，针刺时一手固定瘤体，另一手持粗火针，将火针烧红发亮后，先于瘤体中心速刺一针，再在瘤体四周针刺，所刺针数根据瘤体大小而定，针刺深度以刺破包膜为宜，刺破后有落空感，出针后用消毒纱布或者无菌干棉球挤压瘤体周围，使白色分泌物出尽，取出露出的包膜，放置无菌纱布垫压，弹力绷带加压包扎固定3天。术后每天要进行清洁消毒。

第十二节　浅表性血管瘤

浅表性血管瘤是软组织中最常见的良性肿瘤，属于血管错构或血管发育不良，多为先天性，女性多见。多发生于头、颈部，四肢及躯干部次之。根据其结构分为3类：毛细血管瘤由表浅的毛细血管扩张、曲折、迂回而成，起源于残余的胚胎成血管细胞，多发于婴儿，多为女性，大部分为错构瘤，1年内可停止生长或消退；海绵状血管瘤一般由小静脉和脂肪组织构成，形态和质地均像海绵，故称为海绵状血管瘤；蔓状血管瘤由较粗的迂曲血管构成，大多数为静脉，也可有动脉或动静脉瘘，除发生于皮下和肌肉，也可侵入骨组织，范围较大。

本病属于中医学"血瘤"范畴。中医学认为，本病多由先天所致，脉络畸形错构，发育不良，后天则多因热毒炽盛、瘀血阻络导致。

新九针治疗血管瘤具有简单易行、见效快、治愈率高、治愈后一般不留瘢痕的特点，尤其对毛细血管瘤、海绵状血管瘤疗效尤佳。新九针的临床运用如下。

1. 锟针

基本处方：血管瘤局部。

方法：常规消毒，面积较大或者数目较多的时候先用2%利多卡因表面麻醉。一般选用小号锟针，操作时一手固定瘤体，另一手持针，将针烧至微红，然后轻轻烙熨瘤体顶端，使之萎缩，烙至稍低于周围皮肤，一般烙熨1~3下。

注：锟针主要用于偏大的毛细血管瘤和海绵状血管瘤。

2. 平头火针

基本处方：血管瘤局部。

方法：常规消毒，一手固定瘤体，另一手持针，将针烧至微红，轻轻烙熨瘤体顶端，使之萎缩，烙熨至稍低于周围皮肤即可。

注：本法一般用于瘤体较小的毛细血管瘤和海绵状血管瘤。

3. 火针

基本处方：血管瘤局部。

方法：常规消毒，一手固定瘤体，一手持火针，在酒精灯上将针烧红，刺入瘤体1~5mm深，根据瘤体大小确定刺激点，挤出少许血液，用干棉球按压针孔。每周治疗1次。

注：在治疗时要仔细认真，尤其治疗蔓状血管瘤时，要注意预防和控制大量出血。术后要严格保护创面，避免弄破使出血或合并感染，术后施以无菌包扎1周。

第十三节　下肢静脉曲张

下肢静脉曲张是以筋脉色紫、盘曲突起如蚯蚓状、形成团块为主要表现的浅表经脉病变，好发于下肢。归属于中医学"筋瘤"之范畴。中医学认为本病的发生是由于长期从事站立负重工作，劳倦伤气，或多胎妊娠，气滞血瘀，筋脉纵横，血壅于下，结成筋瘤；或感受风寒或涉水淋雨，寒湿侵袭，凝结筋脉，筋挛血瘀，成块成瘤；或因外伤筋脉，瘀血凝滞，阻滞筋脉络道而成筋瘤。因此气滞血瘀、筋聚络阻为本病主要病机。

新九针的临床运用，使得治疗轻、中度下肢静脉曲张变得简单而有实效，是可行的方法，值得临床推广运用。新九针的临床运用如下。

1. 磁圆梅针

基本处方：曲张的静脉。

方法：患者取站立位，重心放在患肢上，使曲张静脉充盈。操作者左手固定按压在曲张静脉团的最上方（即近心端），另一手持磁圆梅针垂直叩击静脉团（注意是垂直叩刺，不得歪斜），自曲张的远端开始，由上而下，渐叩至曲张之近端，叩至隆起蚯蚓团消失，局部体温升高为度。

注：适用于轻、中度患者，疗效良好，半个月后观察恢复情况，若尚有部分曲张的静脉团残留未愈，可再依法操作1次。

2. 火针

基本处方：静脉曲张突起部。

方法：让患者取站立位，患肢持重，在针刺部位严格消毒，一手固定所刺之处，另一手持中粗火针，将针烧至通红发亮后，迅速刺入突起中心部位（以刺破血管壁为度，不可穿透），随即出针，有紫黑色血液可呈喷射状流出，使之自然外流，待血液变为鲜红色或自止后，用无菌干棉球按压针孔片刻。每周治疗1次，直到突起的静脉团消失为止。

注： 在治疗时注意严格消毒，术后预防感染，每天用碘伏擦拭消毒，3天内不可沾水。若针刺后瘙痒，不可搔抓，可用碘伏涂擦。在治疗时因采取站立位，故需要预防晕针晕血的发生，操作过程中密切观察患者的反应，为了防止晕针，可在治疗中备好温开水，让患者常规喝一杯温水即可有效减少晕针的发生。

3. 毫针

基本处方： 血海、曲池、太渊。

方法： 常规消毒，诸穴常规针刺，每日或隔日治疗1次。

注： 本方法一般与磁圆梅针与火针疗法配合运用，以改善患者的气血运行，预防复发。

第十四节　瘰疬

瘰疬即西医学中的颈部淋巴结结核。因其所形成的硬结累累如串珠状，故名瘰疬，又有"疬子颈""老鼠疮""鼠瘘"之称。初起时结核如豆，不红不痛，缓缓增大，窜生多个，相互融合成串，成脓时皮色转为暗红，溃后脓水清稀，夹有败絮状物，此愈彼溃，经久难愈，易成窦道，愈合后形成凹陷性瘢痕。

中医学认为本病多因忧思郁怒，肝气郁结，气郁伤脾，脾失健运，痰湿内生，结于颈项而成；日久痰浊化热或肝郁化火，下灼肾阴，热盛肉腐而成脓。溃后脓水淋漓，耗伤气血，经久难愈；亦可因素体肺肾阴亏，阴虚火旺，肺津不能输布，灼津为痰，痰火凝结而成。新九针的临床运用如下。

1. 火针

基本处方： 瘰疬患处。

方法： 针刺时先常规消毒，根据病程选择适宜的火针，早期（硬结期）选用细火针，中期（脓肿期）选择粗火针，后期（破溃期）选择三头火针或者铍针。

硬结期选用细火针，操作时一手固定瘰疬，另一手持针，将针烧至通红发亮后迅速针刺，速进速出，其深度以瘰疬的2/3为宜，针刺多少根据瘰疬大小而定，一般每周1次；脓肿期选用粗火针，针烧至通红发亮后迅速点刺，速进速出，其深度必须到达脓肿中心，一般针刺3~5针，针刺后用无菌干棉球或无菌纱布挤出脓血，消毒，以纱布覆盖，每周1次；破溃期可用三头火针，也可以用铍针，将针烧热后，轻烙溃疡面。

注：针刺治疗后严格消毒，保护好创面，防止感染。

2. 锋勾针或三棱针

基本处方： 大椎、肺俞、膈俞、胆俞。

方法： 常规消毒，取用锋勾针勾刺，勾断皮下纤维，每10~15天治疗1次，也可用三棱针点刺出血，每周治疗2次。

注：勾刺出血法用于早期硬结形成期，常与毫针或火针配合运用。

3. 长针

基本处方： 曲池透臂臑。

方法： 取用6寸长针，针刺健侧穴位（左有病针右侧穴位，右有病针左侧穴位），或左右均针。让患者取坐位，屈肘，两手拱胸，肘与肩抬平，常规消毒，右手持针，快速刺入皮下，以左手按压穴位，挑起针尖，直刺到臂臑穴。每周治疗3次。

4. 毫针

基本处方： 肩井、少海、天井、曲池、颈百劳。

方法： 常规消毒，肩井穴注意针刺方向和深度，余穴常规针刺。每日或隔日治疗1次。

注：常与火针或锋勾针配合运用。

第十五节　腋臭

腋臭俗称狐臭，是由分布在体表皮肤如腋下、会阴、背上部位的大汗腺分泌物中产生、散发出的一种特殊难闻的气味。尤其天热汗出时最为明显，多在青春期发生，到老年时期可减轻或者消失。中医学称之为"体气""狐臊""狐气"。中医学认为本病多与先天禀赋有关，禀于先天，承袭父母腋下秽浊之气，熏蒸于外，从腋下而出；或过食辛辣厚味之品，致使湿热内蕴；或由于天热衣厚，久不洗浴，津液不能畅达，以致湿热秽浊外堕，熏蒸于体肤之外而引起。新九针的临床运用如下。

1. 火针

基本处方： 腋窝局部。

方法： 充分暴露腋窝，首先剪去腋毛，清洁消毒，取用细火针，将针烧红后迅速点刺，施以密刺法，注意避开腋动脉，根据患者病情轻重决定针刺针数，以达到破坏异常汗腺为目的，针刺深度为0.5~0.8寸。一般每周治疗1次，3次基本治愈，为1个疗程。如果未愈者可再治疗1个疗程。

注：注意严格消毒，最好避开在炎热的夏季治疗，在春、秋两季治疗最为适宜，针刺后不用包扎，可每天用碘伏涂擦，禁水3~5天。两侧同病者可两侧交替治疗。

2. 毫针

基本处方：分枝上穴、分枝下穴、天宗穴、李白穴、极泉。

方法：常规消毒，诸穴常规针刺，分枝上、分枝下也可以配合刺血疗法，每日或隔日治疗1次。

注：分枝上穴、分枝下穴、天宗穴、李白穴均为董氏奇穴，针刺以上穴位治疗狐臭疗效显著。分枝上穴在肩胛骨与肱骨连接之交叉口下。分枝下穴在分枝上穴稍向内斜下1.5寸。天宗穴在上臂肱骨内缘与肱二头肌肌腱后部之凹陷处，距肘横纹9寸。李白穴在云白穴稍向外斜下2寸。

第十六节　脱肛

脱肛属于西医学中的直肠脱垂。本病是肛管、直肠甚至乙状结肠下端向下移位，突出于肛门外的一种病理状态。根据脱垂的轻重不同分为不完全脱垂和完全脱垂，仅黏膜下脱称为不完全脱垂，直肠全层下脱称为完全脱垂。脱垂部分位于直肠内称为内脱垂，脱出于肛门外则称为外脱垂。导致本病的原因众多，常与久病体虚、劳伤过度、产育过多等因素有关，长期腹泻、便秘、前列腺肥大、膀胱结石、慢性咳嗽等常是本病的发病诱因。发病人群以儿童和老年人为多见。儿童多为自限性疾病，随着年龄增长多能自愈，成年人完全性直肠脱垂常缠绵难愈，治疗较为棘手。新九针治疗脱肛有很好的疗效，尤其几种方法并用，可有效提高治疗率。新九针的临床运用如下。

1. 锋勾针

基本处方：关元俞、小肠俞、中膂俞；或取第3腰椎至第2骶椎之间，及脊柱旁开1.5寸处反应点。

方法：一般每次取3~5穴，操作部位常规消毒，锋勾针施以勾割刺法，挑断皮下纤维或勾刺出血，以勾断皮下纤维为特效，一般7~10天治疗1次，可单独运用，也可与毫针配合运用。

注：阳性反应点表现为皮下结节或出现米粒大小的红疹，以高出皮肤、压之不褪色为特点。

2. 磁圆梅针

基本处方：背部的背俞、夹脊。

方法：叩刺部位常规消毒，用中度手法施以叩刺，反复叩刺 3~5 遍，叩至皮肤发红为度。每日治疗 1 次。可与其他方法配合运用，其效更佳。

3. 火针

基本处方：百会、四神聪、气海。

方法：常规消毒，以三头火针点灸各穴 5~6 下，本法一般多与毫针配合运用。

4. 毫针

基本处方：百会、长强、大肠俞、承山。

配穴：中气下陷者加气海、脾俞；湿热下注者加蠡沟、阴陵泉。

方法：常规消毒，长强针刺时沿尾骶骨内壁进针 1~1.5 寸，注意不得刺入直肠，余穴常规针刺。百会、长强针后加灸，其效更佳，每日或隔日治疗 1 次。顽固性病变可与以上几种方法配合运用。

第八章　皮肤科病证

第一节　黄褐斑

黄褐斑是以发生在面部的对称性褐色色素斑为主要特征的一种病证，为颜面色素沉着斑，多见于怀孕、人工流产及分娩后的女性。本病与女性内分泌失调、精神压力过大有关，并与日晒、长期使用化妆品或长期服用某些药物（如避孕药）以及某些慢性病如月经不调、盆腔炎症、肝病、甲状腺功能亢进症、慢性酒精中毒、结核等有关。

黄褐斑属于中医学"面尘""肝斑""黧黑斑"等范畴，俗称"妊娠斑""蝴蝶斑"。中医学认为本病的发生常与情志不遂、忧思恼怒、日晒过多等因素有关。新九针的临床运用如下。

1. 梅花针

基本处方：面部黄褐斑处。

方法：常规消毒，施以轻度手法，叩至皮肤潮红为度。隔日治疗 1 次。

注：本法适用于黄褐斑成片密集的患者。

2. 平头火针

基本处方：面部黄褐斑处。

方法：根据黄褐斑多少、面积大小分期或一次治疗。常规消毒，取用平头火针，将针烧热（注意温度不可过高）后对准黄褐斑烙熨，以色斑祛除为度。然后涂以消炎药膏保护。注意 3~5 天内不得沾水，防止太阳照射。

注：本法适用于黄褐斑较少且不密集的情况。

3. 锟针

基本处方：面部黄褐斑处。

方法：常规消毒，取用小号锟针，将针烧热（注意温度不可过高）后对准黄褐斑烙熨，以色斑祛除为度。然后涂以消炎药膏保护。注意 3 天内不得沾水，防止太阳照射。

注：本法适用于黄褐斑较少且褐斑较大的情况。

4.毫针

基本处方：合谷、足三里、血海、三阴交、太冲、颧髎、阿是穴。

配穴：肝郁气滞者加膈俞、期门；脾虚湿困者加脾俞、阴陵泉；肝肾阴虚者加肝俞、太溪。

方法：常规消毒，阿是穴即黄褐斑密集处，在黄褐斑密集处施以围刺，根据面积大小决定用针数，余穴常规针刺。每日或隔日治疗 1 次。

通过长期临床观察来看，埋线疗法对本病也有很好的作用，尤其对惧针者，或者患者没有时间进行针刺治疗的情况，施以埋线法非常适宜。

第二节　痤疮

痤疮是青春期男女常见的一种毛囊及皮脂腺的慢性炎症，好发于颜面、胸背等处，又称为"肺风粉刺""粉刺""青春痘"。中医学认为，本病的发生多因肺胃郁热，上蒸颜面，或因风热外侵，或因饮食偏嗜，过食辛辣肥甘，肺胃湿热，蕴久成毒，热毒上攻，溢于肌表而发病。

针刺治疗本病效果较好，既能迅速见效，也能有效根治。新九针的临床运用如下。

1.三棱针

基本处方：耳尖、大椎、肺俞、膈俞。

方法：常规消毒，分别点刺诸穴使之出血，加拔罐。每周治疗 2 次。可以单独运用，亦可以与毫针配合运用。

2.梅花针

基本处方：背部华佗夹脊、痤疮患处。

方法：叩刺部位常规消毒，施以重度手法，反复叩刺，叩至微出血，背部夹脊穴加拔罐。隔日治疗 1 次。

3.锋勾针

基本处方：胸 1~12 椎体旁开 0.5~3 寸范围内的阳性反应点。

方法：每次选用 3~5 个阳性反应点，常规消毒后，取用锋勾针在阳性反应点施以勾割，以挑断皮下部分纤维组织为最佳，一般 10~15 天治疗 1 次，或者勾刺出血，每周治疗 1~2 次。

4. 火针

基本处方： 痤疮中心、大椎、身柱、至阳。

配穴： 肺经风热者加尺泽、风门；湿热蕴结者加阴陵泉、内庭；痰湿瘀滞者加丰隆、阴陵泉。

方法： 常规消毒，选用细火针，将针烧红后，迅速点刺痤疮头部，速进速出，然后用棉签轻挤痤疮内粉质或脓血样物。每周治疗 1 次。

5. 毫针

基本处方： 合谷、曲池、内庭、迎香、太阳、四白。

配穴： 肺经风热者加少商、尺泽；肠胃湿热者加阴陵泉、足三里；冲任不调者加血海、三阴交。

方法： 常规消毒，毫针常规针刺，每日或隔日治疗 1 次。可根据患者病情，采用毫针与以上方法配合运用，其效更佳。

第三节　寻常疣

寻常疣俗称"瘊子"，是一种常见的皮肤良性赘生物，由人乳头瘤病毒感染引起，好发于青少年，主要发生于手指、手背、足缘等处，生于足底部的寻常疣又称为"跖疣"，形态为细小发亮的丘疹，表面焦化，周围有增厚的角质环，用刀削去后，可见白色软刺状疣体。一般的寻常疣表现为绿豆大小或更大的灰褐色、棕色或正常皮色的丘疹，表面粗糙，蓬松枯槁，状如花蕊，所以又俗称为"刺瘊"。久之数目增多，一般可有数个，多的可高达数十个，最早发生的称之为"母瘊"。

本病归属于中医学"千日疮""疣目""枯筋箭"等范畴。中医学认为本病的发生是因风热毒邪侵袭肌表，蕴结不散，凝滞肌肤，或皮肤外伤，感受邪毒，或肝郁气滞，气血运行不畅，或肝郁血燥，肌肤失养而成。新九针的临床运用如下。

1. 火针

基本处方： 疣体局部。

方法： 根据疣体大小选用平头、单头或者多头火针。小的疣体可用单头火针，中等大疣体可用平头火针，较大疣体用多头火针。局部常规消毒，将火针在酒精灯上烧红，迅速刺入疣体中心，速出针，进针深度以达疣体基底部。疣体小者可针刺 1 针，疣体大者可针刺多针。最后浅刺疣体周边，施以缓慢烙刺法，刺至与皮肤等平为度，用碘伏消毒，施以保护，一般 1 周疣体脱落，1 周后不脱落者再以上法处理。1 周内不要沾水，注意保护创面清洁。

2. 铍针

基本处方：疣体局部。

方法：常规消毒，左手用止血钳夹住疣体顶部，向上提拉，右手持铍针，将火铍针烧至通红，针锋向内，对准其根部齐根灼割，操作速度要快，迅速烙割下。若伤口渗血，再用火锟针烙熨，碘伏消毒，治疗完毕后涂以烧伤膏，施以包扎，1 周内禁止沾水。本法适用于丝状疣或指状疣。

注：治疗时先要治疗"母瘊"（最早出现的疣体），很多情况下"母瘊"脱落后其余疣体也将消失，一般 1 周治疗 1 次。治疗后预防感染。

3. 梅花针

基本处方：阿是穴及背腰部足太阳膀胱经（第 1 胸椎至第 5 腰椎）。

方法：常规消毒，每次治疗 3~5 个疣体（先治疗最早、最大的疣体），由轻至重反复叩刺，叩至疣体顶部微出血为度，背腰部膀胱经施以中度叩刺，由上而下反复叩刺 5 遍，叩至潮红为度，隔日治疗 1 次。

注：这一方法用于疣体较多、新疣体不断出现的患者。叩刺疣体时注意保持洁净，用碘伏消毒，预防感染。

第四节　扁平疣

扁平疣是一种病毒性皮肤病，是由人乳头瘤病毒 3 型（HPV3）和人乳头瘤病毒 5 型（HPV5）感染引起的皮肤良性赘生物。好发于青中年，尤以青春期女性更为多发。表现为聚集或分散分布、质地柔软、顶部光滑、粟粒至绿豆大、淡褐色的高出皮肤表面的扁平状丘疹，数目多少不等，往往先有"母瘊"出现，继而可有数个"子疣"出现，少则几个，多则几十个，甚至数百个，好发于面部、前臂和手背等处，具有传染性。

中医学称之为"扁瘊"。中医学认为本病的发生是因风热之邪搏于肌肤，风邪致病多发病突然，侵犯上部，风热毒蕴，使人体上部经络不畅；或因忧郁恼怒而动肝火，肝气郁结，气机不畅，气血凝滞，津液不布，结聚于肌肤。新九针的临床运用如下。

1. 火针

基本处方：疣体局部。

方法：根据疣体大小可选择平头火针或三头火针。每次可治疗 3~5 个疣体，一般先要治疗最早出现的"母疣"。常规消毒，将针烧热后快速而准确反复点烫疣体，以表皮变白、破损为度。一般 1 周后疣体可以脱落，每周治疗 1 次。注意 5 天内不要沾水，预防感染。

注：在治疗时一定先选择"母疣"施治，很多情况下"母疣"脱落后其余新生疣会自然消失。

2. 锟针

基本处方：疣体局部。

方法：常规消毒，将锟针烧热（不烧红）后轻而缓慢地烙熨。

注：适用于疣体较大的情况。

3. 铍针

基本处方：疣体局部。

方法：局部常规消毒，左手持止血钳夹持疣体，右手持针，将针烧红后烙割疣体根部，以截断为度，若有出血，再用锟针烙熨止血。注意 5 天内不要沾水，预防感染。

注：此法适用于疣体高出皮肤 0.5cm 以上的疣。

4. 毫针

基本处方：支正、拳尖。

配穴：风热蕴结者加曲池、风市；湿热蕴结者加阴陵泉、内庭；肝热血燥者加行间、血海；肝气郁结者加太冲、膻中、期门。

方法：常规消毒，拳尖向手腕方向平刺，也可以施以艾灸，余穴常规针刺，每日或隔日治疗 1 次。毫针治疗适用于疣体数目较多、此起彼伏的患者。

第五节　传染性软疣

传染性软疣是由痘疮病所引起的慢性良性皮肤赘生物，主要通过直接接触传染，或由螨虫及虱等寄生虫传染。其临床表现皮损为针尖、粟粒至黄豆大小半球形隆起丘疹，正常肤色或淡褐色，丘疹的中心有凹陷，似脐窝，表面有蜡样光泽，质地柔软，可有轻度瘙痒，因瘙痒抓破而自体接种，使得皮疹迅速繁殖。挤压疣体或用针挑破皮可见乳酪状物，称为软疣小体。

本病好发于儿童，可发生于除掌跖外的身体各个部位，但尤以面部、躯干和臀部最为高发。皮损数目多少不一，可有数个至数十个，可簇集存在，也可散在，互不融合。

本病属于中医学"鼠乳""水瘊子"等范畴。中医学认为本病是因内有郁火，外感风热，或肝郁脾虚痰浊凝滞而成。新九针的临床运用如下。

火针

基本处方：疣体局部。

方法：可根据疣体的大小选择粗细不等的单头火针、平头火针及三头火针。先治疗最早、最大的疣体，一般每次治疗不超过 5 个疣体。治疗时先局部常规消毒，将针烧至通红，迅速针刺疣体，根据疣体大小决定针刺数目，大者可针 2~3 针，小者可针 1 针，进针深度以透达软疣小体为度，针刺后用无菌干棉球挤压针孔四周，挤出乳酪样白色物质，然后以碘伏涂擦消毒。5 天内保持干燥，预防感染。1 周后结痂脱落，再选择新的疣体治疗。

第六节　带状疱疹

本病是一种以皮肤上突然出现成簇水疱，呈带状分布，并伴有烧灼样痛感为主要症状的皮肤病，所以名为带状疱疹。因疱疹犹如串珠，呈带状，状如蛇形，所以又名"蛇串疮""蛇丹"；又多缠腰而发，故又称为"缠腰火丹""围腰蛇疮"。本病多发于成年人，好发于春、秋季节。中医学认为，本病多因情志内伤，肝气郁结，久而化火或脾失健运，蕴湿化热，湿热搏结，复感邪毒，浸淫肌肤脉络而发为疱疹。

西医学认为本病是由水痘–带状疱疹病毒经呼吸道进入人体，引起的一种以簇集状丘疱疹、局部刺痛为特征的急性疱疹性皮肤病。

针刺治疗本病疗效肯定，既能较快改善症状，又能有效缩短病程，还能防止后遗疼痛的发生，是目前治疗本病的有效方法。新九针的临床运用如下。

1. 三棱针

基本处方：龙眼、大椎。

配穴：疱疹发于胸部者加曲泽、尺泽；疱疹发于背部者加委中；疱疹发于颜面者加耳尖、内庭。

方法：常规消毒，点刺放血加拔罐。每周治疗 2 次，可配合其他疗法，尤其配合毫针治疗最为常用。

2. 梅花针

基本处方：阿是穴、患侧疱疹相应节段的夹脊及背俞穴。

方法：常规消毒，阿是穴为疱疹局部，阿是穴穴区施以重叩手法，叩至出血，加拔罐，相应节段的背俞及夹脊穴施以中度手法，叩刺 3~5 遍，叩至明显充血发红为度。相应节段的背俞与夹脊穴分别为：头面部相应于颈 1~ 颈 7；上肢相应于颈 1~ 胸 7；胸胁部相应于胸 1~ 胸 12；下肢相应于腰 1~ 骶 5。隔日治疗 1 次。

3. 火针

基本处方：疱疹局部。

方法：碘伏消毒，在疱疹起始两端及疱疹中央施以点刺，根据疱疹范围大小确定所刺针数，每次以簇中疱疹数量和面积的 1/3~1/2 为宜。选用粗火针，进针深度以达疱疹基底部为度，点刺后用无菌干棉球轻轻挤尽疱液。开始前 3 天每日治疗 1 次，之后隔日治疗 1 次。

4. 毫针

基本处方：龙眼、支沟、阳陵泉、阿是穴、相应夹脊。

配穴：肝经郁热者加行间、大敦；脾经湿热者加隐白、内庭；瘀血阻络者加血海、三阴交；疱疹在胸胁部者加内关、期门；疱疹在腰部者加外关、足临泣；疱疹在面部者加合谷、曲池。

方法：常规消毒，阿是穴采用围刺法（围绕疱疹周边施以针刺，一般疱疹的头与尾各刺 1 针，疱疹上下根据面积大小决定针刺数目），相应夹脊见梅花针操作的内容，余穴常规针刺，施以泻法。每日治疗 1 次。

除了以上方法之外，艾灸疗法也有很好疗效，一般配合局部点刺或叩刺之后，再施以艾灸，其效非常满意。另外，在民间所用的薄棉灸法也是极具特效的好方法，适宜于早期带状疱疹尚未破溃的情况，一般 1~2 次即可治愈。临床可根据疾病的情况选择运用。

第七节　荨麻疹

荨麻疹俗称"风疹块""风团疙瘩"，中医学称之为"瘾疹"，是以皮肤出现风团，伴有瘙痒的过敏性疾病。中医学认为，本病的发生由先天禀赋不耐，表卫不固，腠理开泄，风寒、风热之邪乘虚侵袭，遏于肌肤，营卫失调所致；或因饮食不节，胃肠积热，复感风邪，郁于肌表而发为疹块。

本病发生多突然而迅速，发病快，消散快，犹如风一样来去匆匆，故称风团。表现为突然某一部位或全身瘙痒，随之出现皮疹，可呈白色、淡黄色或红色，周围绕有红晕，疹块大小不定，形状多样而不规则，多易互相融合成大片。一般皮疹遍及全身后就会完全消失，消失后不留任何痕迹，但会迅速出现新的皮疹，反复发作，时消时起。

新九针中几种方法联合运用治疗本病有较好作用，根据患者不同情况可以配合运用。新九针的临床运用如下。

1. 三棱针

基本处方：耳尖及耳背瘀络、大椎、膈俞。

方法：常规消毒，耳尖点刺后挤捏出血数滴，耳背瘀络任其出血，大椎、膈俞点刺放血加拔罐。每周治疗2次，可同时配合运用毫针。本方法治疗急性荨麻疹有较好作用，尤其是与毫针配用能极大提高疗效。

2. 梅花针

基本处方：风池、血海、风市、颈至骶夹脊。

方法：常规消毒，施以重叩手法，反复叩刺3~5遍，使之微微出血为度，可加拔罐5~10分钟。隔日治疗1次。

3. 火针

基本处方：肺俞、膈俞、大椎、曲池、血海、百虫窝、足三里。

方法：常规消毒，选用细火针，烧红后迅速点刺，每穴点刺3~5下。隔日治疗1次。

4. 毫针

基本处方：曲池、合谷、血海、三阴交、足驷马。

配穴：风邪外袭者加外关、风池；胃肠积热者加足三里、内庭；血虚风燥者加足三里、风市。

方法：常规消毒，诸穴常规针刺，注意针刺深度宜稍浅。急性患者每日治疗1次，慢性患者隔日治疗1次。

注：足驷马穴为董氏奇穴，是治疗皮肤病的要穴，治疗本病有极佳疗效。驷马中穴在大腿外侧，直立，两手下垂，中指尖所至之处向前横开3寸处取穴。驷马上穴在驷马中穴直上2寸。驷马下穴在驷马中穴直下2寸。

除了以上方法之外，通过长期临床实践来看，慢性荨麻疹以神阙穴闪罐法具有特效，可谓简单而有实效的好方法。用火罐在神阙穴闪罐，每次连续闪罐3~5

下，留罐 3 分钟，连续操作 3 次为 1 次治疗，每日或隔日治疗 1 次，一般 5~7 次即可痊愈。

第八节　神经性皮炎

神经性皮炎是一种慢性皮肤神经功能障碍性疾病，临床以苔藓样皮损（皮肤增厚）和阵发性剧烈瘙痒为典型特征，故又称为慢性单纯性苔藓。临床上根据发病部位分为局限型和泛发型两种，局限型以颈项部发病最为多见，其次见于肘关节、小腿及臀部等处，泛发型发病部位广泛，可累及多个部位，甚至泛发全身各处。

本病属于中医学中"牛皮癣""顽癣""摄领疮"等范畴。中医学认为，情志内伤、风邪侵袭是本病的诱发因素，营血失和、气血凝滞则为本病的基本病机。

目前西医学治疗本病主要以外用药膏外涂，疗效欠佳，常反复发作，新九针疗法较为满意。新九针的临床运用如下。

1. 三棱针

基本处方：膈俞、委中、皮损局部。

方法：常规消毒后，皮损局部用三棱针点刺，每隔 5 分至 1 寸左右点刺 1 针，然后加拔罐 10~15 分钟；委中、膈俞点刺后加拔罐。每周治疗 2 次。

注：本法主要用于泛发型，临床常与毫针法配合运用。

2. 梅花针

基本处方：皮损局部。

方法：常规消毒，重度手法，反复叩刺 3~5 遍，叩刺至微微出血，加拔罐 5 分钟。若再于皮损局部施以温和灸 20 分钟，其效更佳。

注：局限型皮炎局部叩刺配合艾灸疗法具有很好的作用，可以说是一个简单而有实效的好方法。

3. 磁圆梅针

基本处方：背俞穴、相应夹脊。

方法：常规消毒，采用中度手法，自上而下反复叩刺，叩至潮红，每日 1 次。

注：相应节段的夹脊如下。头面部相应于颈 1~ 颈 7；上肢相应于颈 1~ 胸 7；胸胁部相应于胸 1~ 胸 12；下肢相应于腰 1~ 骶 5。

4. 火针

基本处方：皮损局部。

方法：常规消毒，取用三头火针，将针烧红发白后自皮损外缘向中心施以密刺法，针刺深度控制在 0.1~0.2 寸。也可同时加拔火罐，火针点刺完后再施以拔罐 10 分钟，拔出少许血液。每 5~7 天治疗 1 次，至痊愈。

5. 毫针

基本处方：皮损局部阿是穴、曲池、血海。

配穴：风热侵袭者加外关、合谷；肝郁化火者加行间、侠溪；血虚风燥者加足三里、三阴交。

方法：常规消毒，阿是穴施以围刺法，余穴常规针刺，施以泻法。每日或隔日治疗 1 次。

注：毫针疗法主要适用于泛发型患者。

第九节　湿疹

湿疹是皮肤病中常见而又较难治的疾病，其特点为皮损呈对称分布，多形损害，瘙痒剧烈，有渗出倾向，常反复发作。属于中医学"湿疮"范畴。本病的发生由内外因素合而为患，内因主要是先天禀赋不足，即过敏体质；外因为风湿热邪侵袭肌肤，郁于腠理而发，即致敏因素。主要因素取决于内因。中医学临床根据患病部位不同又有不同的名称，发于头面部者称"面游风"，发于耳后称"旋耳疮"，发于四肢肘膝关节屈曲部位者称"四弯风"，发于阴囊部者称"肾囊风"，发于脐部者称"脐疮"，婴幼儿发生在面部者称"奶癣"。

针刺治疗本病也有较好的疗效，因本病易反复发作，所以多需要长期坚持治疗。新九针的临床运用如下。

1. 三棱针

基本处方：耳尖、委中、尺泽、膈俞。

方法：常规消毒，耳尖点刺后挤捏出血数滴即可，余穴点刺后加拔罐出血。每周治疗 2 次，可配合毫针运用。

注：耳尖与膈俞最适用于慢性患者，委中、尺泽适用于急性患者。

2. 梅花针

基本处方：皮损局部。

方法：常规消毒，施以重叩手法，反复叩刺，叩至出血为度，加拔罐数分钟使少量出血。隔日治疗 1 次。

注：本法对于慢性湿疹患者最为适宜，配合艾灸疗法更具特效。

3.磁圆梅针

基本处方：背部夹脊穴、膀胱经第 1 侧线（大杼至白环俞）。

方法：常规消毒，施以中度手法，自上而下反复叩刺 3~5 遍，叩至皮肤潮红为度。每日治疗 1 次。

4. 火针

基本处方：皮损局部、足三里、曲池、三阴交、阴陵泉。

方法：常规消毒，取用中粗火针，将针烧红发亮后先在病损区周围迅速点刺，速进速出，再在病损区施以密刺法，针刺深度以刺至皮损基底部为度，余穴用中粗火针快速点刺，针刺深度根据穴位而定，一般深度为 0.2~0.3 寸。急性期隔日治疗 1 次，亚急性期每周治疗 2 次，慢性期每周治疗 1 次。

5. 毫针

基本处方：曲池、血海、阴陵泉、足驷马。

配穴：湿热者加内庭、水道；脾虚者加脾俞、足三里；血虚风燥者加足三里、三阴交。

方法：常规消毒，诸穴常规针刺，每日或隔日治疗 1 次。

注：足驷马为董氏奇穴，在"荨麻疹"一节已有介绍，定位可参见"荨麻疹"一节。

第十节　斑秃

斑秃是指头皮部毛发突然发生呈局限性斑状脱落的病证，严重者头发可全部脱落，称为全秃，甚至有个别者累及眉毛、胡须、阴毛等，称为普秃。一般无自觉症状，多在无意中发现，因为不知不觉头发脱落，所以俗称"鬼剃头"，中医学称为"油风"。

中医学认为本病的发生是由于肝肾不足或脾胃虚弱，营血不能荣养皮毛，以致毛孔张开，风邪乘虚袭入，风盛血燥，或肝气郁结，气机不畅，以致气滞血瘀，发失所养而成。

新九针中几种方法联合运用治疗本病具有特效，可谓是简单而有实效的好方法。新九针的临床运用如下：

1. 梅花针

基本处方：斑秃局部。

方法：常规消毒后，施以重叩手法，反复叩刺，叩至局部皮肤潮红为度，然后再以生姜涂擦。若再加用温和灸 10~15 分钟，其效更佳，每日治疗 1 次。

注：本方法既简单又实效，很多患者仅用这一方法即可以轻松治愈。

2. 磁圆梅针

基本处方：背腰部背俞穴及夹脊穴。

方法：叩刺部位常规消毒，施以中度手法叩刺，自上而下反复叩刺 3~5 遍，叩至皮肤潮红为度。常配合其他方法同用。每日治疗 1 次。

注：常用于多个部位斑秃的患者。

3. 火针

基本处方：阿是穴。

配穴：肝肾不足者加肝俞、肾俞、太溪；气滞血瘀者加太冲、血海、膈俞；血虚风燥者加足三里、三阴交、脾俞。

方法：常规消毒，局部针刺取用三头火针，将针烧红后快速点刺，根据皮损大小决定针刺数目，点刺深度约为 0.05 寸，余穴以中粗火针快速点刺，深度根据穴位位置而定，一般为 0.2~0.3 寸。每周治疗 2 次。

4. 毫针

基本处方：阿是穴、百会、太渊、风池。

配穴：肝肾不足者加太溪、肾俞、肝俞；气滞血瘀者加太冲、血海；血虚风燥者加足三里、三阴交。

方法：常规消毒，阿是穴采用围刺法，余穴常规针刺。可每日或隔日治疗 1 次。可配合梅花针或火针等一起运用，其效更佳。

注：一般仅一处斑秃的患者可不用本法，毫针疗法主要适用于有多处斑秃的患者。

第十一节　色素痣

色素痣是一种先天性皮肤病，可以发生于皮肤任何部位，发生于任何年龄。其皮损特点为表面高起，呈褐色或黑色大小不等的圆形斑点，一般无自觉症状。根据生长方式分为交界痣、皮内痣、混合痣 3 种。交界痣多在出生时即有，或者出生后不久即发生，因此多见于儿童；混合痣多见于儿童期或少年期，其发生的时间一般晚于交界痣；皮内痣最常见于成人，其发生时间一般晚于交界痣和混合痣。混合痣与皮内痣的痣体上可生长毛，交界痣不生长毛。

中医学认为本病的发生多为风邪与气血搏结而生，或由于肾经浊气滞结皮肤而成。新九针的临床运用如下。

1. 火针疗法

基本处方：色素痣局部。

方法：常规消毒，选择合适大小的平头火针，将针尖烧红，迅速点烙痣体，一边点烙一边用无菌干棉球轻轻按压，如此反复操作，直至点烙时痣体发出"啪"的爆裂声为止，无须包扎，可用芦荟凝胶、烧烫伤膏等外涂，1周内不沾水，一般1~2周结痂脱落，若有残留痣体，再用同样的方法治疗。

2. 锟针

基本处方：色素痣局部。

方法：用于较大的色素痣，常规消毒，将锟针烧热（但不能烧红）后直接反复烙熨，直到色素痣基本脱落为止。然后涂以烧烫伤膏或者消炎药膏保护即可。1周内不能沾水，注意保护创面。

第十二节　皮肤乳头状瘤

皮肤乳头状瘤是一种表皮乳头样结构的良性肿瘤，通常由原因不明的鳞状上皮增生引起，多见于头面部、胸部、腰背部，少数也可见于外耳道及阴茎龟头等部位，肿瘤为单发或多发，大小不定，表面常有角化，但是会向表皮下延伸，形状为椭圆形，还有圆形的上皮团块，有的呈黑色，也有的是褐色。一般早期无明显症状。新九针的临床运用如下。

铍针

基本处方：瘤体局部。

方法：瘤体局部常规消毒，左手持小号止血钳，夹持瘤体根底固定，止血钳离开皮肤表面1mm左右，右手持铍针烧红，然后于止血钳下方处迅速烙割，若创面不平整，再用锟针烙熨处理。处理完毕用碘伏消毒，用无菌纱布包扎保护，1周内不得沾水。

第十三节 白癜风

白癜风是一种局限性的皮肤色素脱失性疾病。该病以局部或泛发性色素脱失、形成白斑为特征，是一种获得性局限性或泛发性皮肤色素脱失症，各年龄段均可发病，尤好发于青壮年。因多发生于暴露部位，所以本病是一种严重的损容损形性疾病。本病易于诊断，但是治疗困难，目前属于世界性疑难疾病。

本病初发多为绿豆粒大小、圆形或不规则形的色素减退斑，境界清楚，边缘色素增多。白斑逐渐增多扩大，互相融合成大片，如地图状。一般无自觉症状，皮肤无萎缩、硬化及脱屑等变化，白斑处易被日光晒伤而产生潮红、水疱，自觉瘙痒或灼痛。一般情况下本病发展较为缓慢，亦可呈间歇性发展，可持续终身。

本病可归属于中医学中的"白驳""白驳风"等范畴。中医学认为本病主要因先天禀赋不足或后天失养，或情志内伤，复受风邪，或外伤跌扑等导致气血失和，脉络瘀阻，肌肤失养而致。

本病目前尚属于难治性疾病，治疗十分棘手，新九针中多种方法配合运用，治疗早期轻度白癜风疗效较为满意。新九针的临床运用如下。

1. 梅花针

基本处方：皮损局部。

方法：局部常规消毒，自皮损周边逐渐向中心环形叩刺，周边叩刺宜用重叩，中心宜轻叩，反复叩刺，叩至微微出血，然后再外涂补骨脂酊或白癜风药液，再用艾条温和灸 15~20 分钟。每日治疗 1 次。可与其他方法同时配合运用。

注：补骨脂酊制作方法，用补骨脂 50g，浸泡在 75% 乙醇中 7~10 天后即可以使用。白癜风药液制作方法，补骨脂 15g、大黄 15g、桂枝 15g、百部 15g、白芷 10g，浸泡在 75% 乙醇中 7~10 天后使用。注意在涂擦药液时一定不要波及正常皮肤。

2. 磁圆梅针

基本处方：督脉大椎至腰俞、足太阳膀胱经在背部第 1 侧线从大杼至白环俞、大椎、身柱、至阳、命门、肺俞、膈俞、肝俞、脾俞、胃俞、三焦俞、肾俞。

方法：叩刺部位常规消毒，施以中度手法叩刺，自上而下反复叩刺 5~7 遍，叩至皮肤潮红，重点穴位叩至明显潮红为度。每日治疗 1 次，10 次为 1 个疗程，每疗程间休息 3~5 天。一般多需要与其他方法配合运用。

3. 三棱针

基本处方：侠白、白癜风穴、肺俞、膈俞、阿是穴。

方法：常规消毒，点刺出血，除白癜风穴挤捏出血外，余穴针刺后均加用拔罐。以上诸穴分为两组交替用之，每周治疗 1~2 次。本方法一般多需要与其他疗法同时配合运用。

注：白癜风穴为经外奇穴，其位置在掌侧中指末节横纹中点与中冲穴连线的中、下 1/3 交界处。

4. 锃针

基本处方：皮损局部。

方法：常规消毒，将锃针烧热（在 100℃以下），在皮损部施以轻轻烙熨，以不透皮为度。每周治疗 1 次。

5. 火针

基本处方：阿是穴、肺俞、三阴交、足三里、血海、侠白。

配穴：肝气郁结者加太冲、期门、阳陵泉；肝肾亏虚者加肝俞、肾俞、太溪；气血不和者加合谷、太冲、血海；湿邪壅滞者加阴陵泉、中脘、脾俞。

方法：常规消毒，阿是穴选用中粗火针，烧红发亮后施以密刺法，针刺深度为 0.05 寸即可，余穴根据穴位位置处肌肉厚薄决定针刺深度。每周治疗 2 次。

6. 毫针

基本处方：百会、风池、血海、三阴交、太冲、侠白、太渊、阿是穴。

配穴：气血失和者加足三里、合谷、气海；肝肾不足者加肝俞、肾俞、太溪；湿热内蕴者加阴陵泉、内庭、中脘、曲池；气血瘀滞者加膻中、期门、内关。

方法：常规消毒，诸穴常规针刺，每日或隔日治疗 1 次，10 次为 1 个疗程，每疗程间休息 3~5 天。可与上述方法配合施治。

白癜风尚属难治性疾病，治疗较为棘手，一般多需要几种方法配合运用，针刺治疗对于早期轻、中度患者疗效满意。

第十四节　老年斑

老年斑是指在老年人皮肤上出现的一种脂褐色素斑块，属于一种老年人常见的良性表皮增生性肿瘤，与老年性变性及光感有关。主要在中年之后（多在 50 岁之后）开始出现，皮损会逐渐增多，无任何自觉症状，日晒后会明显加重，好发于面部、双手背、颈部、胸前等部位。主要表现为犹如扁豆大扁平棕色或黑色斑，略高出皮肤，表面光滑。新九针的临床运用如下。

镵针

基本处方：色斑局部。

方法：常规消毒，根据斑块大小取用合适的镵针，将针烧热（在100℃以下）后，对准色斑轻轻烙熨，使其色素层表皮脱掉即可，然后涂以烧烫伤膏或消炎药膏保护，1周内禁止沾水，结痂脱落后即愈。如果色斑较多，可分次处理。

第十五节　酒渣鼻

酒渣鼻也称为"酒糟鼻"，因鼻色紫红似酒渣（即酒糟）而得名。主要表现为鼻部以红斑、丘疹、脓疱以及毛细血管扩张为临床特征的一种慢性皮损疾病。

中医学称之为"赤鼻"，根据临床特点又有"酒糟鼻""酒齄""酒皶"等病名。中医学认为本病多由肺胃积热上熏，复感风寒之邪，血瘀凝结而成；或嗜酒之人，酒气熏蒸，复遇风寒，热毒蕴肤；或肺胃积热，风寒外袭，营卫失和，气机不畅，日久气滞血瘀而致鼻色紫红，鼻头肥大。新九针的临床运用如下。

1. 三棱针

基本处方：大椎、耳尖及耳背瘀络、肺俞、膈俞。

方法：常规消毒后，分别点刺出血，耳尖点刺后挤捏出血，耳背上1/3瘀络处点刺后任其出血，余穴点刺加拔罐，每周治疗2次。

2. 梅花针

基本处方：皮损局部。

方法：局部常规消毒，从皮损边缘环形渐向中心叩刺，刺激强度由轻至重，叩至微微出血。隔日治疗1次，1周为1个疗程，轻、中度患者多数治疗1个疗程即愈。

3. 锋勾针

基本处方：大椎、背部膀胱经（第1胸椎至第12胸椎）旁开3寸之内的阳性反应点。

方法：首先找出各阳性反应点，每次不超过5个点，常规消毒，用锋勾针挑断皮下纤维或者使之出血少许。每周治疗1次。

4. 火针

基本处方：素髎、阿是穴。

方法：常规消毒，取用细火针，将针烧至通红发白后迅速点刺素髎及红血丝明显处，使之自然出血，素髎穴针刺深度以 0.03~0.05 寸为宜，局部穴位使之出血即可。隔日治疗 1 次。

注：针刺后注意消毒，保护创面，防止感染。

5. 毫针

基本处方：素髎、迎香、印堂、上星、曲池、合谷。

配穴：肺胃热盛者加尺泽、内庭；热毒蕴肤者加尺泽、少商；气滞血瘀者加太冲、血海。

方法：常规消毒，诸穴常规针刺，施以泻法，每日或隔日治疗 1 次。

第九章　头面躯体病证

第一节　头痛

　　头痛是临床最常见的症状之一，人的一生或轻或重都有过不同程度的头痛发生，引起头痛的原因众多，一般可分为原发性和继发性两类。继发性头痛是由各种明确的原因所导致，如感冒后头痛、鼻窦炎引起的头痛、发热引起的头痛、脑外伤引起的头痛、流行性疾病引起的头痛、脑血管疾病引起的头痛、脑内占位性疾病引起的头痛等，可以说是原因众多，这类头痛以治疗原发疾病为主，不属于本节所谈论的范畴；原发性头痛原因不明确，单纯以头痛为主症，本节所谈及头痛主要是指这一类。原发性头痛一般缠绵难愈，其治疗往往缺乏有效手段，针刺疗法则有显著疗效，临床运用具有用穴少、作用快捷、标本兼治的功效。对于某些继发性头痛也可以参照本节内容治疗。

　　中医学中将头痛分为外感和内伤两类，治疗时应首辨外感或内伤。外感头痛又分为风热、风寒、风湿 3 种证型；内伤头痛又分为肝阳上亢、肾虚、血虚、痰浊、瘀血 5 种证型。

　　针灸学中根据经络循行将头痛辨证为四种情况，分别是阳明经头痛（前头痛及眉棱骨痛）、少阳经头痛（偏头痛）、厥阴经头痛（头顶痛）、太阳经头痛（后头痛）。这种经络辨证法更适用于针灸临床施治。新九针的临床运用如下。

一、阳明经头痛（前头痛及眉棱骨痛）

1.三棱针或锋勾针

基本处方：印堂、阳白、头维。

方法：常规消毒，点刺出血后加拔罐使之出血，每周治疗 2 次。

2.梅花针

基本处方：头部三阳经。

方法：叩刺头部三阳经，重点为阳明经，反复叩刺 3~5 遍，以微微出血为度。每日或隔日治疗 1 次。

3. 火针

基本处方：阿是穴、内庭、商阳、合谷、中脘。

配穴：外感者加外关、风池、列缺；肝阳头痛者加行间、太冲；血虚头痛者加三阴交、足三里；痰浊头痛者加丰隆、阴陵泉；瘀血头痛者加血海、太冲。

方法：常规消毒，取用细火针，将针烧红至发白后迅速点刺，针刺深度根据穴位处肌肉厚薄而定。隔日治疗 1 次。

4. 毫针

基本处方：合谷、内庭、印堂。

配穴：外感者加风池、外关、列缺；肝阳头痛者加太冲、行间；血虚头痛者加三阴交、足三里；肾虚头痛者加太溪、肾俞；痰浊头痛者加丰隆、中脘；瘀血头痛者加血海、太冲。

方法：诸穴常规针刺。每日或隔日治疗 1 次。

二、少阳经头痛（偏头痛）

1. 三棱针或锋勾针

基本处方：太阳、率谷、风池。

方法：常规消毒，用三棱针点刺或锋勾针勾刺出血，加拔罐。隔日治疗 1 次。

注：太阳点刺放血对少阳经头痛具有特效，对于顽固性久年头痛，严重者可加用率谷、风池。

2. 梅花针

基本处方：头部三阳经。

方法：叩头部三阳经，重点叩少阳经，反复叩刺 3~5 遍，以微微出血为度。每日或隔日治疗 1 次。

3. 火针

基本处方：阿是穴、太阳、阳白、头维、率谷、风池。

配穴：外感者加大椎、风门；肝阳头痛者加太冲、行间；痰浊头痛者加丰隆、阴陵泉；瘀血头痛者加血海、太冲；血虚头痛者加足三里、三阴交；肾虚头痛者加太溪、肾俞。

方法：常规消毒，取用细火针，将针烧红至发白后迅速点刺，速进速出，针刺深度根据穴位处肌肉厚薄而定。每周治疗 2 次。

4. 毫针

基本处方：外关、足临泣、丝竹空透率谷、风池。

配穴：外感者加大椎、风门；肝阳头痛者加太冲、行间；痰浊头痛者加丰隆、阴陵泉；瘀血头痛者加血海、太冲；血虚头痛者加足三里、三阴交；肾虚头痛者加太溪、肾俞。

方法：常规消毒，丝竹空透率谷取用 3~4 寸毫针，沿皮施以透刺，患侧取穴，余穴常规针刺，每日或隔日治疗 1 次。

三、厥阴经头痛（头顶痛）

1. 三棱针

基本处方：中冲、百会。

方法：常规消毒，用三棱针施以点刺，中冲挤捏出血，百会可使其自然出血。隔日治疗 1 次。

2. 梅花针

基本处方：头部三阳经、厥阴经。

方法：叩刺部位常规消毒，反复叩刺 3~5 遍，重点叩厥阴经，以微微出血为度。每日或隔日治疗 1 次。

3. 锋勾针

基本处方：大椎、上星、百会。

方法：常规消毒，大椎可将其皮下纤维勾断，上星与百会勾刺出血。每 10 天治疗 1 次。

4. 火针

基本处方：百会、囟门、大敦。

配穴：外感者加外关、风池、列缺；肝阳头痛者加行间、太冲；血虚头痛者加三阴交、足三里；痰浊头痛者加丰隆、阴陵泉；瘀血头痛者加血海、太冲。

方法：常规消毒，取用细火针，将针烧红发亮后点刺，速进速出，每穴频频点刺 1~3 下，针刺深度为 0.05~0.1 寸。每周治疗 1 次。

5. 毫针

基本处方：内关、太冲、百会。

配穴：外感者加大椎、风门；肝阳头痛者加侠溪、行间；痰浊头痛者加丰隆、阴陵泉；瘀血头痛者加血海、膈俞；血虚头痛者加足三里、三阴交；肾虚头痛者加太溪、肾俞。

方法：常规消毒，常规针刺。每日或隔日治疗 1 次。

四、太阳经头痛（后头痛）

1. 三棱针

基本处方：委中、大椎。

方法：常规消毒，委中瘀络处施以点刺放血，大椎刺血加拔罐。每周治疗 2 次。

2. 梅花针

基本处方：头部三阳经。

方法：叩刺部位常规消毒，头部三阳经反复叩刺 3~5 遍，重点叩太阳经，以微微出血为度。每日治疗 1 次。

3. 锋勾针

基本处方：天柱、大椎、通天、攒竹。

方法：常规消毒，天柱、大椎穴处将其皮下纤维勾断，通天、攒竹穴勾刺出血即可。一般每 10 天治疗 1 次。

4. 火针

基本处方：攒竹、天柱、昆仑、至阴。

配穴：外感者加外关、风池、列缺；肝阳头痛者加行间、太冲；血虚头痛者加三阴交、足三里；痰浊头痛者加丰隆、阴陵泉；瘀血头痛者加血海、太冲。

方法：常规消毒，选用细火针，将针烧红至发亮后迅速点刺，速进速出，攒竹、至阴点刺深约 0.05 寸，天柱、昆仑点刺深 0.2~0.3 寸。

5. 毫针

基本处方：后溪、申脉、天柱。

配穴：外感者加大椎、风门；肝阳头痛者加太冲、行间；痰浊头痛者加丰隆、阴陵泉；瘀血头痛者加血海、太冲；血虚头痛者加足三里、三阴交；肾虚头痛者加太溪、肾俞。

方法：常规消毒，后溪与申脉两穴左右交替用针，常规针刺，每日或隔日治疗 1 次。

第二节　颞下颌关节功能紊乱综合征

颞下颌关节功能紊乱综合征是以开口和咀嚼时颞下颌关节疼痛、弹响、张口受限为主要表现的病症，多发生在 20~40 岁的青壮年，易反复发作。

本病属于中医学中"口噤不开""张口不灵""牙关开合不利""颌痛""颊痛"等范畴。其发生常与外邪侵袭、咀嚼硬物、外伤等因素有关。

本病的病位点在颞下颌关节咀嚼区，也就是在下关、颊车附近，属于足阳明经筋之证。针刺治疗本病有很大优势，具有作用快、用穴少、疗效高的特点。新九针的临床运用如下。

1. 磁圆梅针或梅花针

基本处方：耳和髎、上关、下关、太阳。

方法：常规消毒，施以轻叩手法，叩至皮肤潮红为度。每日或隔日治疗 1 次。

2. 圆利针

基本处方：耳和髎透下关。

方法：常规消毒，自耳和髎进针向下关穴透刺 2 寸深，施以较强的捻转提插手法，留针 20~30 分钟。隔日治疗 1 次。

3. 火针

基本处方：下关、颧髎。

方法：常规消毒，取用细火针，烧红后迅速垂直点刺，速进速出，每穴点刺 1~3 下，深度在 0.5 寸之内。每周治疗 2 次。

4. 毫针

基本处方：合谷、太冲、解溪、下关。

方法：常规消毒，诸穴常规针刺，先针刺远端穴位，远端穴位针刺后嘱患者不断活动患处，后针刺下关穴，下关穴留针 20 分钟，若加用灸法，施以温针灸的方法其效更佳，余穴留针 30~40 分钟。每日或隔日治疗 1 次。

第三节　三叉神经痛

三叉神经痛是西医学病名，相当于中医学之面痛。三叉神经的第 1 支为眼支，第 2 支为上颌支，第 3 支为下颌支。本病就是指面部这 3 支神经病变出现的阵发性、短暂剧烈疼痛，具有突发性、周期性发作特点。在临床中以第 2 支发病最为多见，其次是第 3 支，第 2 支与 3 支同时发病者也多见，最少见的是第 1 支。其疼痛具有显著特点，表现为发作性、刀割样、撕裂样或烧灼样闪电剧痛，是人类疼痛最为剧烈的一种。其发作时间较为短暂，一般多为数秒钟或几分钟。部分患者可有诱发因素（被称为"扳机点"），如因说话、洗脸、刷牙、吃饭、冷风刺激等引发，故患者常因此不敢洗脸、吃饭、刷牙，甚至连水也不敢下咽。西医学根据其发病情况又分为原发性和继发性两大类，临床中以原发性患者为多见，针刺治疗也主要针对原发性患者。

三叉神经痛临床发病与经络的关系主要表现在 3 个方面：第一为足太阳经证，表现为眉棱骨部位疼痛，是第 1 支眼支痛；第二为手足阳明经及手太阳经证，表现为上下颌部位疼痛，是第 2、3 支痛；第三是手三阳经证，表现为面部侧面疼痛，甚至可波及头、肩、上肢部。新九针的临床运用如下。

1. 三棱针

基本处方：颊车、地仓、颧髎、阿是穴（病痛中心点）。

方法：常规消毒，取用三棱针点刺，然后拔罐。隔日治疗 1 次。常与他法配合运用。

2. 锋勾针

基本处方：下关、翳风、风池、颈 2~5 夹脊。

配穴：第 1 支疼痛者加鱼腰、阳白、攒竹；第 2 支疼痛者加四白、颧髎、听宫、颊车；第 3 支疼痛者加地仓、大迎、承浆。

方法：常规消毒，每次取用不超过 5 个穴位，取用锋勾针，在相应穴点表皮纵行挑破，然后针尖向下挑割，挑断皮下纤维或挑刺出血。每周治疗 1 次。

3. 火针疗法

基本处方：下关、听宫、翳风、阿是穴（病痛中心点）。

配穴：第 1 支疼痛者加攒竹、阳白、鱼腰；第 2 支疼痛者加颧髎、迎香、四白；第 3 支疼痛者加颊车、大迎、承浆。

方法：常规消毒，取用细火针，将针烧红至发白后快速频频点刺，速进速出。每穴点刺 1~3 下，点刺深度约为 0.05 寸。每周治疗 2 次。

4. 毫针疗法

基本处方：侧三里、侧下三里、合谷、太冲、后溪、三间、听宫、下关。

方法：常规消毒，合谷、太冲双侧用针，后溪与三间左右交替用针，听宫、下关患侧用针。先针远端穴位，再针局部穴位，诸穴常规针刺，每日治疗1次。

注：董氏奇穴中的侧三里及侧下三里治疗本病有特效，健侧用针，左面颊部痛针右侧穴位，右面颊部痛则针左侧穴位。

侧三里穴在足三里外开5分（四花上穴外开1.5寸）；侧下三里在侧三里直下2寸。

第四节　落枕

落枕是颈部突然发生疼痛、活动受限的一种常见病，为急性单纯性颈项强痛，一般多于晨起时发生。多数可4~5日自愈，重者可迁延数周而不愈。

中医学认为本病的发生多与睡眠姿势不正确、枕头高低不当、颈部负重过度、寒邪侵袭颈背部等因素有关。

本病的发生主要与督脉、手足太阳经和足少阳经密切相关。针刺治疗本病具有较佳作用，是目前治疗本病首选的方法，若治疗得当，一般1~2次即愈。新九针的临床运用如下。

1. 锋勾针或三棱针

基本处方：颈肩背部阳性反应点（呈褐色、红色反应点或明显压痛点）。

方法：反应点常规消毒后，用锋勾针挑刺或三棱针点刺出血，加拔罐5~10分钟。

2. 长针

基本处方：大椎透风池、大椎透风府、大椎透肩井。

方法：常规消毒，自大椎穴分别向风池、风府、肩井方向皮下透刺。

3. 火针

基本处方：阿是穴。

方法：常规消毒，选用中粗火针，将针烧至通红发白后速刺，每穴点针刺1~3下，一般针刺深度为0.3~0.5寸。

4. 毫针

基本处方：后溪、申脉、悬钟、落枕穴。

方法：常规消毒，以上诸穴常规针刺，左病针右，右病针左，针刺每一穴后均嘱患者先活动患处，当患者症状明显缓解或症状消失后可不再加用他穴，一般治疗1次即可痊愈，或基本治愈。

第五节　颈椎病

颈椎病是目前高发疾病，随着手机、电脑及新时代工作的变化，本病发展非常迅速，过去多为老年性疾病，现逐渐发展到青年人群，成为年轻化、普遍化、症状多样化的现代高发疾病。主要症状为颈肩臂部疼痛、僵硬、酸胀、麻木，或出现头痛、眩晕及肢体疼痛、麻木等诸多相关症状。

颈椎病归属于中医学中的"项痹"，中医学认为本病发生的内因为筋骨失养及督脉空虚，外因则与感受外邪、跌仆损伤、动作失度有关。

本病的发生主要与督脉有关，可涉及足太阳经、手太阳经及手阳明经。颈椎病是针灸学的优势病种之一，通过长期临床经验来看，针刺治疗可较快改善症状或使症状完全消失，预后良好。新九针的临床运用如下。

1. 梅花针

基本处方：颈夹脊、大椎、大杼、肩井。

方法：常规消毒，施以中度手法，反复叩刺3~5遍，叩至局部皮肤明显潮红或微微出血，然后加拔火罐5~10分钟。每日治疗1次。临床常配合毫针同时运用。

2. 三棱针

基本处方：大椎、委中、肩井、阿是穴。

方法：常规消毒，三棱针点刺后加拔罐10分钟，使之出血。每周治疗2次。常配合毫针同时运用。

3. 锋勾针

基本处方：颈肩部阳性反应点（褐色或红色反应点及压痛反应点）。

方法：常规消毒，取用锋勾针勾割，勾断皮下纤维，然后加拔罐5~10分钟。每次治疗不超过5个针刺点。每周治疗1次。

4. 磁圆梅针

基本处方：颈夹脊、胸夹脊及膀胱经3寸之内。

方法：常规消毒，施以中度手法，自上而下反复叩刺3~5遍，叩至皮肤潮红为度。每日或隔日治疗1次。

5. 火针

基本处方：颈夹脊、阿是穴、风池、天柱。

方法：常规消毒，取用中粗火针，将针烧至发红白亮后迅速点刺，每穴点刺
2~3 下，针刺深度为 0.3~0.5 寸。每周治疗 1~2 次。

6. 毫针

基本处方：后溪、列缺、昆仑、悬钟、风池、大椎。

配穴：风寒痹阻者加风门、外关；肝肾亏虚者加太溪、肝俞；气滞血瘀者加太
冲、内关；气血不足者加足三里、气海；上肢疼痛者加曲池、合谷；上肢或手指
麻木者配相应井穴、内关；头晕头痛者配百会、至阴。

方法：常规消毒，先针刺远端穴位，再针刺局部穴位。注意风池针刺深度及方
向，不可向内上方刺，井穴点刺放血为用，余穴常规针刺。每日或隔日治疗 1 次。
临床可根据患者的具体表现，配合适宜的方法同时运用。

第六节　漏肩风

漏肩风相当于西医学"肩周炎"，是指以肩部疼痛，痛处固定，甚至活动受限
为主症的疾病。因本病多发于 50 岁左右人群，所以俗称"五十肩"。本病长期不
愈则导致局部粘连，而出现活动受限，所以又称为"冻结肩""肩凝症"。

中医学认为本病的发生与体虚、劳损、风寒侵袭肩部等有关。肩部感受风寒，
阻痹气血；或劳作过度、外伤，损及筋脉，气滞血瘀；或年老气血不足，筋骨失
养，导致肩部脉络气血不利而发病。

本病的发生与手三阳经、手太阴经关系最为密切。针刺治疗肩周炎有很好的
疗效，若诊断正确，用法得当，组方合理，皆能立竿见影。一般病程越短、病变
伤及经络越少，治疗效果越好；病程越长、伤及经络越多，或组织产生粘连、肌
肉萎缩，治疗难度就增大，此时常需要多种方法配合运用。新九针中不同方法的
运用可有效提高治疗效果。新九针的临床运用如下。

1. 磁圆梅针

基本处方：肩关节周围阿是穴、手三阳经及手太阴经循行部位（肩部至手
腕部）。

方法：常规消毒，肩关节周围阿是穴及手三阳经、手太阴肺经循行线上的痛
点重叩，诸经脉循行线施以中度叩刺，由上而下反复叩刺 3~5 遍，叩至充血为度。
每日治疗 1 次。

注：本法适用于肩臂痛的患者。

2. 三棱针

基本处方：肩部阿是穴、肩井、天宗、尺泽。

方法：常规消毒，取用三棱针点刺加拔罐 5~10 分钟。每周治疗 1~2 次。

注：本法是治疗肩周炎的重要手段，临床常与毫针疗法配合运用。

3. 锋勾针

基本处方：肩臂部敏感点。

方法：自肩部之手腕部寻找敏感点，每次取用 3~5 个点，常规消毒，取用锋勾针施以勾刺，将皮下纤维挑断或勾刺出血，再拔罐 5 分钟。每周治疗 1 次。

4. 火针

基本处方：阿是穴（肩关节周围压痛点）、肩髃、肩髎、肩贞、肩井、肩前。

方法：常规消毒，取用中粗火针，将针烧至通红发白后迅速点刺，速进速出，每穴点刺 1~3 下，针刺深度以局部肌肉厚度而定，一般针刺 0.3~0.5 寸。每周治疗 2 次。

注：本法尤其适用于因风寒或是久病有局部粘连的患者。

5. 毫针

基本处方：三间、中渚、后溪、列缺。

配穴：气血不足者加条口透承山。肩部不能抬举者加阳陵泉、肾关、足五金、足千金。肩部多个部位疼痛，并有功能受限者可采用温针灸。

方法：常规消毒，诸穴均选用健侧，针刺得气后边行针边让患者活动患处。每日治疗 1 次。

注：肾关、足千金、足五金为董氏奇穴，治疗肩臂不能抬举具有特效。肾关在天皇穴直下 1.5 寸。足千金在腓骨前缘，侧下三里穴外开 5 分再直下 2 寸处。足五金在足千金直下 2 寸。

第七节　肘劳

肘劳是以肘部慢性劳损而致的肘部疼痛性疾病，因劳损而致，所以称之为肘劳，又有"伤筋""痹证"之称谓。可见于西医学中的肱骨外上髁炎、肱骨内上髁炎。肱骨外上髁炎以打网球的运动员较常见，所以又称为"网球肘"；肱骨内上髁炎常见于打高尔夫球的人，所以又称为"高尔夫球肘"。一般起病缓慢，反复发作，除了好见于网球运动员、高尔夫球运动员之外，还常见于某些特殊工种的工作人员，如木工、钳工、水电工、矿工等。在临床中十分常见，一般治疗常缺乏有效手段，针刺治疗具有特效作用，具有取穴少、疗效高的特点，新病患者一般经 3 次之内治疗可达痊愈。新九针的临床运用如下。

1. 磁圆梅针

基本处方：手三阳经筋（肩关节至腕关节）。

方法：常规消毒，自上而下施以中度手法叩刺，反复叩刺 3~5 遍，叩至皮肤潮红为度，尤其阿是穴处施以重点叩刺，每日治疗 1 次。

注：本法适宜轻证患者，尤其惧针者。

2. 梅花针

基本处方：阿是穴。

方法：常规消毒，施以重度手法，反复叩刺，叩至皮肤微出血，加拔罐 5~10 分钟，然后再配合艾灸 10 分钟，其效更佳。一般隔日治疗 1 次。

3. 锋勾针或三棱针

基本处方：阿是穴、曲池、肘髎、手三里、外关。

方法：常规消毒，每次取用 3~5 个穴位点，用锋勾针施以勾刺，或用三棱针点刺，使之出血，加拔罐 10 分钟，每周治疗 2 次。

4. 火针

基本处方：阿是穴。

配穴：手阳明经筋者加曲池、手三里；手太阳经筋者加小海、阳谷；手少阳经筋者加天井。

方法：常规消毒，选用中粗火针，将针烧至通红发白后快速点刺，速进速出，其深度为 0.2~0.3 寸。一般每周治疗 1~2 次。

注：通过长期临床实践来看，火针治疗本病疗效极佳，尤其是阿是穴点刺治疗。

5. 毫针

基本处方：阳陵泉、冲阳。

配穴：肱骨外上髁炎加曲池、犊鼻；肱骨内上髁炎加少海、内膝眼。

方法：常规消毒，取用健侧穴位，左病针右，右病针左，针刺得气后嘱患者活动患处。每日或隔日治疗 1 次。

通过长期临床实践来看，本病的治疗以火针配合浮针疗法效果极佳，一般治疗 3 次以内可愈。

第八节　急性腰扭伤

急性腰扭伤是针灸学的优势病种，在临床中极为常见，是腰部软组织因外力作用突然受到过度牵拉而引起的急性撕裂伤，表现为伤后突然出现腰部疼痛，活动受限，俗称"闪腰""岔气"。

一般方法治疗往往收效不佳，针刺治疗具有用穴少、作用快、疗效高的特点，若能治疗得当，一般均有立竿见影之效，多数可经 1~2 次治疗而达痊愈。

病变主要在督脉与足太阳膀胱经。新九针的临床运用如下。

1. 三棱针

基本处方：委中、阿是穴。

方法：常规消毒，在委中找瘀络点刺放血，出血不畅者加拔罐使之出血。在阿是穴点刺放血加拔罐 10 分钟。

2. 镵针或锋勾针

基本处方：龈交反应点。

方法：常规消毒后，用镵针将其割掉或用锋勾针勾割其反应点即可。

注：本法主要适用于伤及督脉的患者。

3. 梅花针

基本处方：阿是穴。

方法：常规消毒，施以重叩手法，反复叩刺，叩至微出血，加拔罐 10 分钟。

注：常用于急性期治疗不当、迁延不愈的患者。

4. 磁圆梅针

基本处方：腰背部督脉、夹脊、膀胱经 3 寸之内。

方法：常规消毒，施以中度手法，自上而下反复叩刺 3~5 遍，叩至皮肤潮红，重点叩击阿是穴，阿是穴叩至微微出血，并加拔罐 5~10 分钟。

5. 毫针

基本处方

伤及督脉：人中或后溪。

伤及膀胱经：昆仑、束骨、后溪、养老、腰痛穴（任选一穴或二穴）。

伤及夹脊部位：手三里或三间。

伤及膀胱经之外：太冲、阳陵泉、悬钟（任选一穴或二穴）。

方法：常规消毒，根据病变经脉取用相关穴位，均取用健侧穴位，针刺后边行针边嘱患者活动患处。

急性腰扭伤针刺治疗十分特效，若治疗得到，一般一次即可明显缓解或完全缓解。

第九节　腰痛

腰痛是各种原因导致的以腰部疼痛为主症的一种病症，又称为"腰肌痛""腰背痛""腰腿痛"等，可见于西医学中的多种疾病，如腰肌劳损、腰椎间盘突出症、腰部骨质增生、腰部风湿、肾病等。

中医学认为，腰痛主要与感受外邪、跌仆损伤和劳欲太过等因素有关。本病与肾、足太阳膀胱经、督脉等关系密切。

腰痛是针灸学的优势病种之一，但是引发腰痛的原因众多，其疗效与引起腰痛的原因密切相关，因其原因不同，疗效差异性很大，所以在治疗时应当明确引发的病因，正确辨证，方能发挥出应有的疗效。新九针的临床运用如下。

1. 三棱针

基本处方：局部痛点或压痛点、委中瘀络。

方法：常规消毒，局部痛点及压痛点点刺放血后加拔罐，委中瘀络刺血后出血不佳者也加用拔罐。每周治疗 1~2 次。

注：本方法常与毫针疗法配合运用。点刺放血治疗腰痛具有特效。

2. 梅花针

基本处方：腰部痛点。

方法：常规消毒，施以重度手法，反复叩刺，叩至微微出血，加拔罐 10 分钟，隔日治疗 1 次。

注：本方法主要用于慢性疼痛而有瘀血的患者。

3. 锋勾针

基本处方：腰部痛点、硬结处及相应夹脊穴。

方法：常规消毒，每次取用 3~5 个针刺点，施以勾割，将皮下纤维挑断或勾刺出血，每周治疗 1 次。

4. 磁圆梅针

基本处方：背俞、夹脊（自腰 1 以下）。

方法：常规消毒，施以中度手法，自上而下反复叩刺 3~5 遍，叩至皮肤潮红为度。每日治疗 1 次。

5. 火针

基本处方：肾俞、气海俞、大肠俞、关元俞、阿是穴。

方法：常规消毒，取用中粗火针，将针烧红至发白后迅速点刺，每穴针刺深度为 0.3~0.5 寸。一般每周治疗 2 次。

6. 毫针

基本处方

方一：后溪、申脉、太溪、中渚。

配穴：寒湿腰痛者加腰阳关、阴陵泉；瘀血腰痛者加血海、太冲；肾虚腰痛者加肾俞、复溜；病在督脉者加印堂；病在膀胱经者加昆仑或束骨。

方二：肾俞与病变范围夹脊穴。

方法：常规消毒，诸穴常规针刺，病变范围内夹脊穴运用是指在病变范围的上一个及下一个腰椎范围内的夹脊穴（如病变疼痛在腰 4 与腰 5 之间，取穴时就在腰 3 至骶 1 范围的夹脊穴）。

临床根据患者的具体病情选用一组处方，或者两组处方交替运用。

第十节　坐骨神经痛

坐骨神经痛是指坐骨神经通路及其分布区（臀部、大腿后侧、小腿后外侧和足部外侧）内的疼痛，有原发性和继发性两类。原发性坐骨神经痛又称为坐骨神经炎，目前其原因尚不明确，临床发病较为少见；继发性坐骨神经痛是由于其他疾病使坐骨神经通路受周围组织或病变压迫或刺激所致，一般多为一侧发病，临床极为常见，是坐骨神经痛发生的主要原因。根据受损部位通常又分为根性坐骨神经痛和干性坐骨神经痛两种，临床中以根性多见。本病属于中医学中"腰腿痛""坐臀风""腿股风""痹证"等范畴。

中医学认为本病的发生由感受外邪，跌仆闪挫，导致气血瘀滞，不通则痛。其病变经脉主要在足太阳、足少阳两经。针刺治疗坐骨神经痛效果显著，无论即时疗效还是远期疗效皆较好，但痊愈后应注意善后调理，以防复发。新九针中多种方法的联合运用提高了有效率及临床治愈率。新九针的临床运用如下。

1. 磁圆梅针

基本处方：腰夹脊及下肢三阳经（自大腿至足腕部，尤其重叩病变经脉）。

方法：操作部位常规消毒，采用中度手法，自上而下反复叩刺，一般叩刺 3~5 遍，叩至皮肤潮红为度。一般每日治疗 1 次。

2. 三棱针

基本处方：阿是穴及委中瘀络。

方法：针刺部位常规消毒，点刺后加拔罐 10 分钟，每周治疗 1~2 次，常与毫针疗法配合运用。

3. 圆利针

基本处方：代秩边。

方法：常规消毒，垂直刺入，然后施以捻转手法，其针感向下肢放射，可达足趾，如果要使针感强烈，可采用滞针手法，但不宜过强，有针感后即可取针，不留针。

注：代秩边取穴方法见"便秘"一节中圆利针相关内容。

4. 火针

基本处方：腰骶部压痛点及病变经脉的相应穴位（压痛点及重点穴位）。

方法：针刺穴位点常规消毒，在病变经脉上确定针刺用穴，除了病变经脉的压痛点，再加用病变经脉的重点穴位（如足太阳经病变可取用秩边、承扶、委中、承山、飞扬、昆仑等，少阳经病变可取用环跳、风市、阳陵泉、绝骨、丘墟等）即可。取用中粗火针，将针烧红后迅速点刺，速进速出，每穴可点刺 1~3 下，深度根据穴位决定，一般针刺深度为 0.3~0.5 寸。每次选用 5~7 穴，交替用针，每周治疗 2 次。

5. 毫针

实证基本处方

实证足太阳经证型：后溪、腕骨（健侧）、束骨（患侧）。

实证足少阳经证型：支沟、外关（健侧）、足临泣（患侧）。

虚证基本处方：灵骨、大白（健侧）、足临泣或束骨（少阳经证型取足临泣，足太阳经证型取束骨）。

方法：穴位常规消毒，先针健侧穴位，针刺得气后嘱患者活动患肢，再针刺患侧的牵引针。每日或隔日治疗 1 次。

注: 灵骨、大白穴为董氏奇穴之重要穴位,本穴组治疗作用广泛,可谓董氏奇穴第一要穴组。本穴组的定位已在中风一节介绍,可参阅相关定位介绍,在此不再赘述。

第十一节　腱鞘炎

腱鞘炎是指屈肌腱腱鞘炎的简称,是临床常见病,可在任何手指发病,临床以拇指发病最多,活动时发出弹性,所以也常称之为"弹响拇",发于其他手指的常称之为"扳机指"。本病的发生主要是因为长期使用手指和腕部造成慢性劳损或者外伤。主要表现为手指活动时疼痛,有时向腕部放射,严重者出现伸曲活动障碍,出现暂时性嵌顿,常需另一手帮助才能伸展或屈曲。活动患指常伴发弹响。

本病属于中医学"伤筋""筋结"之范畴。新九针的临床运用如下。

1. 锋勾针

基本处方: 阿是穴。

方法: 常规消毒,取用锋勾针深刺到骨面,顺着肌纤维走行方向纵向勾割 3下,将皮下纤维挑断或者使之出血。

2. 三棱针

基本处方: 相应患指的指尖、患侧尺泽。

方法: 常规消毒,分别在患指的指尖点刺放血,挤捏出血即可,也可配合患侧尺泽点刺,然后加拔罐,使之出血。每周治疗 2 次。一般与毫针疗法配合运用。

3. 火针

基本处方: 阿是穴。

方法: 确定准确的针刺点,常规消毒,选用细火针,一手固定针刺部位,另一手持针,将针烧红发白后迅速点刺,一般点刺 3 下,深度一般为 0.1~0.2 寸。

4. 毫针

基本处方: 五虎一、五虎二穴。

方法: 常规消毒后,取用健侧穴位,针刺后嘱患者活动患指。

注: 五虎一、二穴为董氏奇穴之重要穴位,是五虎穴中的其中两穴。五虎穴在大指掌骨第 1 节外侧,每 2 分一穴,共 5 穴,自上而下分别为五虎一穴、五虎二穴、五虎三穴、五虎四穴、五虎五穴。

第十二节　腕管综合征

腕管综合征又称腕管狭窄症，俗称"鼠标手"。本病主要是因外力或者慢性劳损而致，其主要症状表现为手指麻木刺痛，尤以拇、食、中指为甚，呈刺痛或烧灼样，夜间加剧。当压迫手腕或被动背伸腕关节时，疼痛更甚，并向手指放射。病程长久的患者，可导致鱼际部肌肉萎缩和手指感觉迟钝。其发生的原因是腕管内压力升高使正中神经受到压迫，从而引起相关症状。

本病属于中医学"痹证""伤筋"之范畴。中医学认为本病主要是由于劳伤筋骨，导致血瘀经络或寒湿浸淫，气血受阻，不通而痛。新九针的临床运用如下。

1. 三棱针

基本处方：少商、商阳、中冲、尺泽。

方法：取用患侧穴位，诸穴常规消毒，各穴（少商、商阳、中冲）点刺后挤捏使之出血数滴即可，尺泽点刺后加拔罐，使之出血。一般每周治疗 1~2 次。常与毫针疗法并用。

2. 梅花针

基本处方：阿是穴。

方法：针刺部位常规消毒，施以中度手法叩刺，反复叩刺，使微微出血，加拔罐 5 分钟。隔日治疗 1 次。

3. 火针

基本处方：阿是穴。

方法：确定痛点，常规消毒，取用中粗火针，一手固定疼痛部位，另一手持针，将针烧红至发白后迅速点刺，速进速出，一般针刺深度为 0.2~0.3 寸。每周治疗 1~2 次。

4. 毫针

基本处方：侧三里穴、侧下三里穴。

方法：取用健侧穴位，常规消毒，针刺后嘱患者活动患处。每日治疗 1 次。

注：侧三里、侧下三里穴为董氏奇穴，二穴治疗手腕痛具有特效。

本穴组在"三叉神经痛"一节中已有介绍，具体定位可参考这一节，此不再赘述。

第十三节 强直性脊柱炎

强直性脊柱炎是一种自身免疫性疾病，以骶髂关节和脊柱关节等中轴关节的慢性进行性炎症为主，临床主要表现为腰背僵硬或疼痛，甚至脊柱强直、畸形，严重者可侵犯四肢关节及不同程度地影响眼、肺、心血管、肾，主要病理改变为滑膜炎和关节囊、肌腱、韧带的骨附着点炎，后期出现软骨破坏、骨的侵蚀和融合。我国发病率在 0.3% 左右，男女比例约为 5：1，发病高峰年龄在 20~30 岁。

本病属于中医学中"痹证""大偻""骨痹""龟背"等范畴。中医学认为本病因先天禀赋不足，肝肾亏虚，后天风、寒、湿、热之邪外侵，内外合邪，导致气血凝滞，筋脉痹阻，从而引起肢体、筋骨、关节、经脉疼痛、麻木、肿胀、屈伸不利，乃至强直、畸形，或损及脏腑。新九针的临床运用如下。

1. 梅花针

基本处方：大椎至长强的督脉循行部位及背腰部夹脊、背俞。

方法：针刺部位常规消毒，施以中度手法，自上而下反复叩刺，疼痛反应点施以重叩，一般叩刺 3~5 遍，反应点叩至微出血，其余部位叩至皮肤潮红，隔日治疗 1 次。本法多与毫针疗法配合运用。

2. 锋勾针

基本处方：腰背部痛点、压痛点及阳性反应点（呈米粒大小的红色斑点，高出皮肤，压之不褪色）。

方法：每次选用 3~5 个反应点，常规消毒，施以锋勾针勾刺，将皮下纤维挑断，然后加拔罐 5~10 分钟。每周治疗 1 次，各反应点依次挑刺，直到所有反应点消失。

3. 火针

基本处方：大椎、身柱、至阳、命门、腰阳关、膈俞、脾俞、肾俞、气海俞、关元俞、腰背部阿是穴。

方法：每次选择 10 个穴位左右，常规消毒，取用中粗火针，将针烧至通红发白后，迅速点刺，速进速出，每穴点刺 3~5 下，每穴针刺深度为 0.3~0.5 寸。一般每周治疗 1~2 次。

4. 毫针

基本处方：至阳、命门、腰阳关、肾俞、大肠俞、阿是穴、相应夹脊穴。

方法： 诸穴可以分组交替运用，常规消毒，针刺至阳、命门、腰阳关、肾俞，并加用艾灸，每穴灸 3 壮。两组穴位交替运用，隔日治疗 1 次。

本病为全身性疾病，单一疗法往往达不到最佳治疗效果，因此临床需要多方法、多手段联合治疗，并且坚持较长时间治疗。

第十四节　膝痛

膝痛是指各种原因引起膝关节疼痛的疾病，膝关节为人体最大且构造最复杂的关节，膝关节疼痛极为常见，可见于西医学中的膝关节侧副韧带损伤、胫骨内髁炎、髌下脂肪垫劳损、髌骨软化症、创伤性滑膜炎、膝部滑囊炎、半月板损伤、膝关节骨性关节炎等多种疾病。

膝痛属于中医学"痹证""骨痹""伤筋"等范畴，中医学认为，膝关节过度运动、劳伤、牵拉或遭受扭、闪、挫伤等，引起筋骨、络脉损伤，以致经气运行受阻，气血壅滞局部，活动受限，久则肝肾亏虚，脉络失和，故而造成膝痛。

膝关节结构复杂，且是关节最大、所受杠杆作用最强、负重较多、不太稳定的关节，因此临床发病极为常见，但治疗较为棘手，针刺有较好的作用，尤其新九针中多种方法配合运用，其效更为满意。新九针的临床运用如下。

1. 锋勾针

基本处方： 阿是穴。

方法： 确定好针刺点，常规消毒，取用锋勾针施以勾割，最宜将皮下纤维挑断，也可勾刺出血，加拔罐 10 分钟。每周治疗 1 次。

2. 三棱针

基本处方： 患侧背部胸椎 3、4、5 旁开 3 寸，委中，阿是穴。

方法： 慢性膝痛取患侧背部胸椎 3、4、5 旁开 3 寸（为董氏奇穴之三金穴，治疗慢性膝痛具有特效），常规消毒，点刺放血，加拔罐 5~10 分钟。每周治疗 2 次。急性膝痛在膝关节周围确定压痛点，并在患侧的委中瘀络处刺血，点刺后加拔罐。隔日治疗 1 次。

3. 火针

基本处方： 犊鼻、内膝眼、阿是穴。

方法： 常规消毒，取用细火针，将针烧至通红发白后快速点刺，每穴点刺 3~5下。每周治疗 2~3 次。

4. 毫针

基本处方：曲池、尺泽、内关、肩中、太冲、陷谷。

方法：曲池适宜治疗膝关节外侧疼痛，尺泽适宜治疗膝关节内侧疼痛，肩中治疗膝无力及膝关节屈伸不利效佳，内关对各种膝痛皆效。以上诸穴均取用健侧穴位，针刺后嘱患者活动患膝。太冲与陷谷取用患侧穴位，太冲适宜治疗膝关节内侧疼痛，陷谷适宜治疗膝关节外侧疼痛。每日或隔日治疗 1 次。

注：肩中为董氏奇穴，在上臂，于肩骨缝下 2.5 寸处取穴。

第十五节　足跟痛

足跟痛是指跟骨下面、后面的疼痛，在临床较为常见，主要包括西医学中的跖筋膜炎、跟部滑囊炎、跟骨综合征、跟下脂肪垫不全、跖骨融合等多种疾病。属于中医学"痹证"范畴，其病因主要为长期劳损、外伤及风寒湿邪侵袭，致使跟部经脉阻滞不通，不通则痛。

目前一般方法治疗足跟痛效果尚不理想，针刺治疗具有较好的作用，若能处理得当，多数患者可在 1 周内症状消失，具有十分可靠的疗效。尤其新九针中几种疗法联合运用，对足跟痛的治疗更具有实效性。新九针的临床运用如下。

1. 磁圆梅针

基本处方：足太阳膀胱经、足少阴肾经膝以下循行线，太溪，大钟，仆参，悬钟，阿是穴。

方法：操作部位常规消毒，自上而下施以中度手法叩刺，一般反复叩刺 3~5遍，叩至皮肤潮红，再重点叩击上述诸穴。每日或隔日治疗 1 次。

2. 锋勾针

基本处方：足跟疼痛点。

方法：首先确定好痛点，施以常规消毒，由于这一部位角质层厚，针刺较痛，因此可以先局部麻醉，再于痛点用锋勾针施以勾割，分解粘连。操作完毕，敷以创可贴保护。每周治疗 1 次。

注：本方法比较痛，所以主要用于症状较重、病情顽固的患者。

3. 火针

基本处方：阿是穴。

方法：确定好针刺点，施以常规消毒，取用中粗火针，将针烧红至发白后迅速点刺，速进速出，每穴针刺 1~3 下，其深度为 0.3~0.5 寸。一般每 5~7 日治疗 1 次。

4. 毫针

基本处方：合谷、足跟痛反应点（即大陵穴反应点）、五虎五穴。

方法：足跟痛反应点即大陵穴之压痛反应点，一般先在患者的健侧大陵穴向掌心方向切循按压，寻找压痛点，如果能够找到即可针之，若不能在健侧找到，再于患侧大陵穴向掌心方向切循按压，找出反应点即可针之。合谷与五虎五穴均为健侧用穴，针后立嘱患者活动足跟处。每日或隔日治疗 1 次。

注：五虎五穴为董氏奇穴，治疗足跟痛具有特效，五虎穴在"腱鞘炎"一节已有介绍，穴位定位参见"腱鞘炎"一节，在此不再赘述。

第十六节　股外侧皮神经炎

股外侧皮神经炎又称为感觉异常性股痛，是临床较为常见的周围神经性疾病。一般多为一侧发病，主要表现为股前外侧感觉异常，如麻木、蚁行感、刺痛、烧灼感、发凉及沉重感等，临床以麻木感最为多见。检查可见不同程度的浅感觉减退或缺失，主要是痛觉减退而压感存在。

本病归属于中医学"肌痹""皮痹"之范畴。中医学认为，本病的发生是由于劳损及外感风寒湿邪，导致经络不通，气血运行不畅，气血不和，从而使经脉肌肤失养。新九针的临床运用如下。

1. 磁圆梅针或梅花针

基本处方：病患区域。

方法：先于操作部位常规消毒，施以中度手法，反复叩刺 3~5 遍，使之微微出血，加拔罐 5 分钟，隔日治疗 1 次。

2. 火针

基本处方：阿是穴。

方法：先常规消毒，取用中粗火针在病变中心区施以密刺法，周边施以散刺法，针刺深度为 0.3~0.5 寸。每周治疗 2 次。

3. 毫针

基本处方：阿是穴。

方法：常规消毒，采用扬刺法，在病变局部之中心直刺 1 针，然后再在其上、下、左、右分别向正中呈 25° 角各斜刺 1 针，当起针后再加拔罐 10 分钟即可。每日或隔日治疗 1 次。

临床病案篇

大针　长针　毫针　员利针　铍针　锋针　锓针　员针　镵针

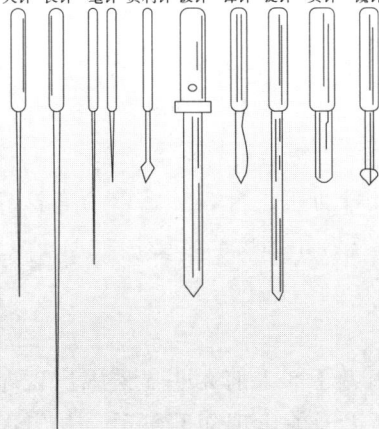

第十章　内科医案

一、眩晕

某，男，37岁。反复发作性眩晕半年余，常因情绪波动及劳累后诱发或加重，烦躁易怒，口苦耳鸣，胸胁胀满，严重时天旋地转，不敢睁眼，并伴有恶心及呕吐，头胀痛。曾于当地多家医疗机构检查并治疗，诊断为梅尼埃病。每次发作3~7天，时间长短不等，症状轻时在家口服药物，症状重时就诊于近处医疗机构，但一直未彻底治愈，反反复复发作。本次发作已有2天，经人介绍来诊，患者呈痛苦状，面赤，时有恶心呕吐，舌质红，苔黄，脉弦数。诊断为眩晕，证属肝阳上亢。

治疗

（1）梅花针：取用梅花针叩刺头部三阳经，尤其重叩少阳经，以微出血为度。

（2）火针：取用三头火针，将针烧至针尖发白亮，点刺百会、四神聪，每穴点刺3下，进针深度为1mm左右。如有出血，可让其出血，最后擦净血液即可。

（3）毫针：四神聪透百会、风池、太冲透涌泉、阳陵泉，施以泻法。

经1次治疗后，其症状明显缓解，梅花针隔日治疗1次，火针每周治疗2次，毫针每日治疗1次，经梅花针4次治疗，火针2次治疗，毫针7次治疗，患者诸症消失，随访3个月一切如常。

按： 眩晕为临床常见病证，针刺治疗有较好的疗效，尤其是新九针多种针法配合运用，既拓宽了治疗范围，又增强了疗效。根据辨证选择适宜的方法。对眩晕来说，常用到梅花针、火针及毫针3种针法，3种针法治疗眩晕均有较好疗效。梅花针常作为一种辅助方法，特别是针对高血压、梅尼埃病所致眩晕有较好疗效；火针治疗眩晕常以三头火针为用，对各种眩晕均有较好的作用，极大提高了针刺治疗眩晕的疗效，尤以治疗内耳性眩晕为佳。

二、面瘫

袁某，女，58岁。患者于5天前无明显诱因出现左耳后乳突部疼痛，并渐牵及半侧头部，未在意，于1天前出现面部不适，并出现左眼不能闭合、口角歪向右侧，自感左侧面部麻木、发紧。家人急陪同就诊于某市级医院，经检查诊断为周围性面瘫，建议用糖皮质激素、抗病毒药、维生素B₁及甲钴胺等治疗，家人不愿意服药而来诊。检查左侧额纹消失，鼻唇沟变浅，不能蹙额皱眉，鼓腮漏气。

诊断为周围性面瘫。

治疗

（1）镵针：以镵针划割患侧口腔颊膜，每7天治疗1次。

（2）毫针：取用患侧翳风、阳白、鱼腰、太阳、颧髎、地仓、颊车、牵正，健侧合谷，双侧太冲，每日治疗1次。

经用镵针治疗2次，毫针治疗10次（前1周面部穴位浅刺，1周后调整为透刺法），基本恢复正常，仅在笑时嘴部歪斜，后隔日治疗1次，又经3次治疗，诸症消失。

按：面瘫是针灸学之优势病种，为临床常见病，若能及时、正确治疗，确有很好疗效，能够较快治愈。治疗面瘫有多种方法，新九针治疗面瘫具有较大优势。早期常以梅花针、镵针、三棱针及毫针为主，治疗有特效，镵针及三棱针以刺血为用，无论早期、中期，还是晚期，刺血治疗均极其有效；中期除了以上方法外还常加用火针疗法，有特效，火针疗法治疗中期及后遗症期皆有较好作用，极大提高了针刺治疗面瘫的有效率；晚期或者后遗症期除了加用火针，还常加用锋勾针，为治疗顽固性面瘫开拓了新思路。通过临床治疗百余例面瘫患者的基本情况来看，治疗时间越早，疗效越佳，随着病程延长，疗效明显降低，超过3个月以上者其治疗难度明显增加，尤其病程在半年以上者，基本难以完全恢复。早期患者若能及时、正确治疗，均能取得满意的疗效。

三、面肌痉挛

谭某，女，63岁。患者于2年前无明显原因出现右侧眼睑及口角部痉挛，曾于某医疗机构治疗，且服用偏方等施治，渐渐有所好转。此次于半年前无明显原因症状较前加重，又用同法治疗，未效，且症状逐渐加重，频繁发作，每次发作时即出现右侧眼睑、面颊、口角等处同时抽动，每当紧张时尤甚，感觉面部发紧。于他处针刺及口服中药等治疗，症状未见改善，经人介绍来诊。右面颊部、口角抽动，抽动时向右牵拉，致口面拘挛在一起，时轻时重，反复发作，舌质红，苔微黄，脉弦微数。

治疗

（1）梅花针：叩刺健侧头部三阳经（督脉、太阳、少阳），轻叩3~5遍，叩至皮肤微微泛红即可。隔日治疗1次。

（2）火针：取用火针，将针尖烧至白亮，施以速刺，以痉挛中心点为主，并配以面部穴位，轻点刺，一般点刺1~2分深，每个阿是穴点刺2~3下，每周治疗2次。

（3）毫针：取用患侧翳风、太阳、颧髎、迎香、地仓、颊车、听宫，施以毛刺法，取用双侧合谷、太冲、血海，患侧后溪透劳宫。隔日治疗1次，多与梅花针治疗交替运用。

共经梅花针治疗14次，火针治疗7次，毫针治疗18次，症状消失，随访半年未复发。

按：面肌痉挛为临床常见病，也是治疗较为棘手的疾病，目前西医对本病缺乏有效的治疗方法，通过新九针联合应用，其治疗效果较为满意，值得临床推广运用。通过长期临床实践来看，早期及时治疗疗效理想，治疗越早，疗效越好，而病程长、牵及整个面部者，病情多较顽固，且极易出现反复，难以治愈。新九针一般需要几种方法同时配合运用，早期常以梅花针、火针及毫针配合运用，病程久者常需要加配锋勾针治疗。若能坚持治疗，可收到较好的疗效。

四、失眠

李某，女，41岁。失眠已6年余，6年来反复失眠，时轻时重，重时一夜不能眠，一般睡眠2~3个小时，严重时服用安眠药物助眠，曾于他院服用中药汤剂治疗，未见明显疗效。近来因家庭变故，症状较前明显加重，服用安眠药物也仅能睡眠2小时左右，经常心烦意躁，头昏头痛，故来诊。检查见患者面色无华，精神疲惫，舌质红，苔薄，脉弦细弱。诊断为不寐（失眠），辨证为肝郁化火，上扰心神。

治疗

（1）梅花针：叩头部三阳经（即督脉、太阳、少阳），叩至充血为度。

（2）磁圆梅针：肘以下心经及心包经，连续叩3~5次，叩至起红晕为止。

（3）毫针：百会、四神聪、神庭、本神、神门、三阴交、太溪、太冲、行间。

梅花针隔日治疗1次，磁圆梅针每日治疗1次，毫针每日治疗1次，经3次治疗后，每日睡眠已近5小时，毫针治疗调整为隔日1次，共治疗15次，诸症消失，每日睡眠已达7~8个小时。随访3个月，一切如常。

按：失眠已成为时下高发疾病，发病率极高，但西医学对本病尚无理想的治疗方法。针刺治疗简单而有实效，尤其新九针中多种针法有效配合运用，极大提高了临床有效率及治愈率。梅花针与磁圆梅针治疗失眠简单而有实效，易操作，可以单用，也可以与其他针法配合运用，多数患者一次治疗即可见效，对于顽固性患者需要配合毫针辨证施治。余在临床以毫针辨证治疗几百例失眠患者，无效者鲜见，但有些患者易反复发作，因此需要坚持一定时间的治疗，并且平时一定注意保持良好的睡眠规律，及时调节不良情绪。

五、痫病

张某，男，34 岁。患者于 1 年前某清晨无明诱因突然出现尖叫，不省人事，背强直，四肢抽搐，两眼上翻，口吐白沫，约十几分钟后逐渐苏醒。几日发作 1 次，昼夜不定，尤以夜间多发。每次发作过后可出现头痛、无精神、食欲降低等表现。曾于当地市级医院检查并治疗，诊断为癫痫，用药效不显，后又就诊于北京某院，用药治疗 3 个月余，疗效不理想，一般每周发作 1~2 次，故来诊。舌苔微黄，脉弦紧。

治疗

（1）梅花针：叩刺头部三阳经（督脉、足太阳、足少阳），以督脉为主，足太阳、足少阳叩 3 遍，督脉叩 5 遍，以充血为度。隔日治疗 1 次，与磁圆梅针交替运用。

（2）磁圆梅针：叩背部督脉循行线及夹脊，肘以下心经、心包经，膝以下脾经、胃经，叩至皮肤发红，以充血为度。隔日治疗 1 次，与梅花针交替运用。

（3）毫针：巨阙、神门、腰奇、丰隆、照海、太冲。每日治疗 1 次，每次留针 40 分钟，每 10 分钟行针 1 次。

经毫针治疗 10 次后，癫痫一直未再发作，患者自感心情较前舒畅，精神倍增，食欲增加，将毫针治疗调整为隔日 1 次，继续治疗 20 天。癫痫一直未发作，停用梅花针治疗，磁圆梅针隔日治疗 1 次，毫针每周治疗 3 次，继续巩固治疗半个月。毫针共治疗 45 次，停止治疗。随访 1 年，未再发作。

按：痫病属于难治性疾病之一，治疗较为棘手。针刺治疗本病由来已久，早在《内经》中已有记载，历代文献所载医家治疗各有己见，颇不统一，但通过《内经》及《针灸甲乙经》记载及临床实践来看，首先督脉穴最为关键，其次以肝经腧穴为主，这是针刺取穴的要点。新九针中几种针法配伍运用有效提高了临床治疗效果，既提高了治愈率，又缩短了疗程。此外，埋线治疗也有很好作用，在临床中常常与新九针法配用。

六、感冒

赵某，女，45 岁。患者于 2 天前出现发热、头痛、咽痛及咳嗽等症状，在家服用蒲地蓝口服液、布洛芬及阿奇霉素等治疗，热退后复发热，故来诊。检查：体温 39.3℃，咽部充血，心肺无异常，肝脾未扪及，腹软，舌质胖，苔薄黄微腻，脉象滑数。诊断为时行感冒（即流感）。

治疗

（1）梅花针：叩刺头部三阳经（督脉、足太阳、足少阳），背部膀胱经（肝俞以上）腧穴，反复叩刺 3~5 遍，至皮肤潮红、微微出血为度。

（2）三棱针：取用大椎、少商、尺泽，点刺放血。

（3）毫针：风池、尺泽、曲池、合谷、液门、外关，每日治疗 1 次。

经 1 次治疗后体温降至 37℃左右，头痛及咽痛均缓解，仅咳嗽明显，用梅花针及毫针继续治疗 2 次后诸症消失。

按：感冒是临床最常见的疾病，针灸治疗感冒有很好的作用，尤其是新九针，治疗感冒有特效，根据患者病情轻重以及证型选择适宜的方法。早期患者运用梅花针治疗具有特效，早期病邪轻浅，施以叩刺法可使邪外出；风寒感冒运用艾灸疗法具有特效；对高热患者运用刺血疗法具有特效；拔火罐疗法治疗早期感冒也有较好疗效；对较严重的患者可选择几种方法配合运用。

七、咳嗽

刘某，女，39 岁。10 天前因外感风寒而致咳嗽，服用头孢克肟、氨溴索及板蓝根治疗，咳嗽症状有增无减，来诊时咳嗽频繁，且感觉胸闷胸痛，痰多色白，舌质红，苔薄白，脉浮紧，听诊双肺中下可闻及干啰音。诊断为风寒咳嗽。

治疗

（1）火针：大椎、肺俞。每 3 天治疗 1 次。

（2）锋勾针：身柱、陶道、胸 1 至胸 7 夹脊，每穴勾割 2 下。每周治疗 2 次。

（3）毫针：尺泽、曲池、分金（董氏奇穴）、列缺、鱼际、合谷。施以泻法，每次留针 30 分钟，每日治疗 1 次。

经火针治疗 2 次，锋勾针治疗 1 次，毫针治疗 4 次，上述诸症消失。

按：咳嗽为临床常见症状，分为外感咳嗽与内伤咳嗽，临床以外感咳嗽为常见。针刺治疗咳嗽有较好疗效，对于复杂性内伤咳嗽，新九针几种方法配合运用可有很好的作用。梅花针治疗外感与内伤咳嗽均有良好效果，无论虚实皆可运用，常作为各种针法的配用方法；顽固性咳嗽用锋勾针治疗有很好的疗效；火针治疗各种咳嗽皆有很好疗效。临床可根据患者的症状配用相关方法。

八、哮喘

杜某，女，58 岁。哮喘反复发作 6 年余。患者于 6 年前无明显原因出现哮喘，时轻时重，每到冬季加重，曾就诊于多家医疗机构，诊断为支气管哮喘，曾多次输液、口服中西医药物及喷雾剂治疗，但一直未能彻底治愈，本次发作 1 周余，故来诊。检查：呈痛苦表情，唇青面紫，张口抬肩，呼吸气急，胸闷，两肺布满哮鸣音。诊断为支气管哮喘。

治疗

（1）磁圆梅针：肺俞、定喘、身柱、脾俞、肾俞。用雀啄法叩击穴位，每穴叩击时间为3分钟，叩击频率为每分钟50次左右，每日治疗1次。

（2）火针：大椎、定喘、风门、肺俞、丰隆。取用细火针，每穴点刺3下，每周治疗2次。

（3）毫针：天突、中府、膻中、孔最、鱼际、太渊、足三里、三阴交。每日治疗1次，症状缓解后调整为隔日治疗1次。

经用毫针治疗20次，诸症消失，随访1年未见复发。

按：哮喘是呼吸系统常见疾病，又是难以根治的慢性病，在临床中有"内不治喘，外不治癣""大夫不治喘，治喘丢手段"等之说，可见哮喘的治疗确实较为棘手，新九针几种方法配合运用有效提高了临床治愈率。治疗时根据发作期与缓解期不同选择适宜方法，缓解期以扶正为主，可用磁圆梅针、梅花针、火针以及艾灸等，急性期以迅速平喘为治，以三棱针、锋勾针、火针及毫针为主。本病需要一定时间的坚持治疗，当病情稳定后还需要继续巩固治疗。

九、胃痛

田某，男，62岁。胃痛反复发作10余年，经几个医院检查，均诊断为慢性胃炎。胃痛反复发作，屡治无效，故来诊。患者自述经常胃胀多气，嗳气，泛酸，食后胀痛更甚，痛连两胁，常因情志不遂或饮食不节诱发或加重。本次发作已10余天。检查：身体消瘦，呈痛苦面容，肝、脾未扪及，上腹部压痛，苔薄黄，脉弦细。诊断为胃痛（慢性胃炎）。

治疗

（1）梅花针：取用膈俞、肝俞、胆俞、脾俞、胃俞、天枢、气海、关元。采用中度手法叩刺，叩至皮肤发红，每天治疗1次。

（2）毫针：期门、上脘、中脘、下脘、梁门、内关、足三里、三阴交、太冲。每日治疗1次，每次留针40分钟。

经1次治疗后，胃胀感及疼痛均明显缓解，腹部即感舒适，有饥饿感，继续治疗10次，患者已无明显不适，继续巩固治疗5次，诸症消失。

按：胃痛是临床常见病，针灸治疗有较好作用，不但能迅速止痛，而且有很好的治本作用。治疗时根据患者病情选择适宜的方法，一般胃痛，毫针及梅花针均适宜；实证胃痛可用锋勾针、拔罐等方法治疗；寒证可用火针或艾灸疗法。若用法得当，均能速见疗效，急性病以腹部腧穴为主，慢性病以后背腧穴为主。

十、呃逆

孙某，男，53岁。呃逆反复发作半年余，曾用中西医药物及针灸治疗，一直未愈。本次发作已20余天，经人介绍来诊。检查：腹部平软，无压痛。纳差，睡眠欠佳，多梦，脉弦细，苔微黄。

治疗

（1）磁圆梅针：背部膈俞、肝俞、胃俞、脾俞，反复叩刺，至皮肤泛红，腹部任脉，采用轻手法顺经叩刺。每日治疗1次。

（2）毫针：膻中、上脘、中脘、足三里、内关、公孙。每日治疗1次，每次留针40分钟。

治疗1次后症状即明显缓解，打嗝频率、发作时间及其程度上均有所缓解，同样方法治疗5次后症状全部消失。随访半年，未复发。

按：呃逆轻者容易治疗，很多患者仅采用单穴治疗即可缓解，如按压攒竹或翳风等穴，寒证者可用艾灸法，往往能立见其效，但重者较难治疗，常需要多种方法配合运用，如火针、磁圆梅针及毫针等方法配合运用疗效较为理想，若方法得当，往往也能立起沉疴。但有些病情较为顽固的患者，常需要多次治疗，并非一次治疗即能见效。对于某些重症出现呃逆，则多预示为疾病危候。

十一、慢性腹泻

高某，男，34岁。慢性腹泻腹痛3年余，平时大便不成形，伴有大量黏液及未消化食物，每当受寒或饮食不当，即可加重。曾于多家医疗机构就诊，诊断为慢性肠炎。曾服用中西药物及行灌肠治疗，未愈。本次因喝啤酒、食用海鲜而诱发加重10余天，故来诊。查体：身体消瘦，舌质淡胖，苔薄白，脉濡缓。诊断为慢性腹泻（慢性肠炎）。

治疗

（1）火针：取用细火针，点刺大肠俞、小肠俞、长强、中脘、天枢。隔日治疗1次。

（2）磁圆梅针：叩击肝俞、脾俞、胃俞、肾俞、三焦俞、大肠俞、小肠俞，反复叩击至皮肤明显潮红，每天治疗1次。

（3）毫针：中脘、天枢、气海、关元、手三里、阴陵泉、足三里、上巨虚、三阴交。每日治疗1次，每次留针40分钟。

经火针治疗2次，磁圆梅针治疗5次，毫针治疗5次后，其大便每日1~2次，大便基本成形，已无腹痛。后磁圆梅针与毫针交替运用，火针调整为每周1次，再经火针治疗2次，磁圆梅针与毫针各治疗5次，大便恢复正常，诸症消失。半年后随访，基本正常。

按：针灸治疗急、慢性腹泻皆有很好疗效。通过长期临床实践来看，急性腹泻一般治疗1次即可见到明显疗效，慢性腹泻常需要治疗一定的时间。新九针中几种方法配合运用可极大提高临床治愈率，尤其火针的运用，在治疗慢性腹泻方面有极大优势，因此慢性腹泻的火针运用极为关键。

十二、癃闭

高某，男，76岁。因小便不利7天，于他院治疗无效而来诊。患者已有前列腺增生、肥大数年，经常小便不利，大便正常，服用中西药物而维持。本次发作初期为尿滴沥，一直维持用药，未效，3天后点滴不通，于当地医院行导尿治疗，拔导尿管后仍不能顺利排尿而来诊。检查：下腹中部隆起、拒按，脉沉细。诊断为癃闭（尿潴留）。

治疗

（1）长针：代秩边、中极透曲骨。代秩边施以较强刺激，使针感向会阴部放射后出针，然后再以中极透曲骨，与一般毫针同时留针。

（2）毫针：阴陵泉、足三里、关元、气海，施以强刺激。留针10余分钟后患者即有排尿感，起针后渐渐尿滴沥，变得较前顺畅。

（3）梅花针：取用下腹部任脉、肾经、腰骶部督脉、膀胱经，施以重度手法叩刺，叩至微微出血。在叩击过程中又有2次排尿，排尿渐渐较前顺畅。

后每天继续按上法治疗，治疗3次后排尿基本正常。后隔日治疗1次，又经5次治疗，已无不适。随访半年未复发。

按：癃闭是癃证和闭证的合称，常见于前列腺、膀胱等疾病，针灸治疗有很好疗效，在针灸学中记载甚早，历代针灸名著，如《内经》《针灸甲乙经》《针灸大成》皆有相关记载。新九针中多种针法皆可以运用，尤其是长针法，临床取秩边透水道、代秩边及中极透曲骨等有特效，这种长针疗法具有用穴少、疗效强的特点，可起到事半功倍之效。一般癃证患者采用毫针治疗也有很好的作用，若与艾灸配合，其效更佳，对于轻证患者用梅花针治疗也有较好的作用。

十三、淋证（膀胱炎）

陈某，女，37岁。患者于5天前因劳累缺少饮水出现腰痛、尿频、尿痛，每隔20分钟左右即解小便，排尿时感到尿急、尿痛，曾服用药物治疗3天未见好转，故来诊。检查：舌苔薄黄滑腻，脉滑数。诊断为淋证（膀胱炎）。

治疗

（1）锋勾针：八髎、秩边。每穴勾割 3 下，勾割深度为 0.5 寸左右。

（2）毫针：气海、中极、三阴交、行间。每日治疗 1 次，每次留针 30 分钟。

第 1 次治疗后其排尿疼痛已消失，排尿时间明显延长，后继续用毫针治疗 2 次，诸症消失。

按：淋证包括的西医学疾病较多，主要为泌尿系感染和泌尿系结石。针刺治疗急性病证疗效较好，主要以毫针治疗为主，慢性病证多反复发作，因此常需要多种针法结合，且需要坚持治疗一段时间，临床可与梅花针、磁圆梅针及锋勾针等配合运用。

第十一章　妇科医案

一、痛经

沈某，女，25 岁。痛经 4 年余，每次来月经第 1 天即感疼痛，渐加重，至最后几天疼痛极为剧烈，感小腹及腰骶部冷痛，受寒则加重，得温则减轻。每次月经来潮服用止痛药以缓解疼痛。本次月经来潮第 2 天，疼痛较为剧烈而来诊。检查：腹痛喜按，脉细缓而紧，苔薄白。诊断为原发性痛经。

治疗

（1）磁圆梅针：秩边、八髎。采取中度手法叩击，每日治疗 1 次。

（2）火针：关元、子宫、中极、次髎、十七椎。隔日治疗 1 次。

经 1 次治疗后疼痛即消失，继续用磁圆梅针治疗 5 次，火针治疗 3 次以巩固疗效，后随访 3 个月未见复发。

按：痛经是妇科常见疾病之一，针灸治疗无论即时止痛还是远期疗效均佳，尤其是新九针不同针法的运用，适用于不同原因的痛经。磁圆梅针与毫针适用于各种证型的痛经；火针疗法适用于寒性痛经；三棱针与锋勾针适用于瘀血型痛经；虚性痛经可用毫针、磁圆梅针，若结合艾灸疗法则疗效更佳。

二、闭经

杨某，女，29 岁，未婚。患者已有 3 个月未来月经，每次行经时伴有腹痛，腹胀，胸胁胀满，或感少腹胀痛，经量尚可，经色暗红，有块，来月经时常服用止痛药物以缓解疼痛。至今月经已有 3 个月未来，并伴有心烦易怒，食欲不振，周身不适。查体：脉沉弦，舌质暗红。诊断为闭经（气滞血瘀）。

治疗

（1）梅花针：取用膈俞、肝俞、大敦，点刺放血加拔罐。每周治疗 2 次。

（2）磁圆梅针：背俞、八髎及腹部任脉。采用中度手法叩击，叩至明显发红，每日治疗 1 次。

（3）毫针：合谷、中极、归来、血海、三阴交、太冲。每日治疗 1 次，每次留针 30 分钟。

梅花针刺血治疗 1 次，磁圆梅针与毫针治疗 3 次后即月经来潮，后继续巩固治疗 6 次，随访 3 个月，月经已经恢复正常，疼痛消失。

按：闭经也是妇科常见疾病之一，病因复杂，一般治疗较为棘手，针灸治疗有较好的作用。其治疗的关键是分辨虚实，根据病证之虚实选择适宜的方法，实证多为血滞经闭，治疗以通为主，可用毫针、梅花针、锋勾针、火针及三棱针治疗，虚证可用磁圆梅针、毫针、火针治疗，结合艾灸疗法有很好的疗效。

三、月经不调

高某，女，31岁。患者月经自初潮起就一直紊乱，曾服用中西药物治疗未效。已婚2年余，未避孕而一直未孕，本次月经提前10余天来潮，故而来诊。平时月经量多，色紫暗、有块，伴胸胁胀满，腹部坠胀。检查：舌质紫暗，有瘀斑，脉弦数。诊断为月经不调（肝气上逆，冲任失调）。

治疗

（1）磁圆梅针：叩击背俞穴（重点叩击膈俞、肝俞、胆俞、脾俞、肾俞）、八髎、腹部任脉，叩至皮肤发红为度，每日治疗1次。

（2）毫针：中极、归来、地机、血海、三阴交、太冲、行间。每日治疗1次，每次留针30分钟。

经治疗4次，经期、经量及经色均正常，2个月后成功受孕。

按：月经不调有广义与狭义之分，广义月经不调是指一切月经失常疾病，狭义月经不调指月经周期失常，包括月经先期、月经后期及月经先后不定期，即经早、经迟及经乱3种情况，一般均指此种情况而言。月经不调一般情况下以毫针与磁圆梅针为基本方法，根据每个患者病情选择适宜的方法。

四、崩漏

刘某，女，23岁。患者2年前无明显原因经常出现经间期出血，时间不等，量多少不定，曾于当地医院检查，未检查出器质性病变，曾服用中西药物治疗，但一直未愈。本次又出血1周余，并感觉头晕、乏力及腰骶部酸胀疼痛、腹痛。检查：面色苍白，精神萎靡，苔白，脉濡弱。诊断为崩漏（功能失调性子宫出血）。

治疗

（1）磁圆梅针：叩击背俞、八髎，叩至皮肤潮红为度，每日治疗1次。

（2）艾灸：脾俞、气海、肾俞、隐白、足三里。每日艾灸1次。

（3）毫针：关元、三阴交、太溪、大敦。每日治疗1次，每次留针40分钟。

经治疗3次后出血停止，头晕乏力感也明显好转，后用艾灸与毫针交替治疗，以调治其本，再治疗7次，诸症消失。后随访半年，身体无异常，月经正常。

按：崩漏与西医学中的功能失调性子宫出血相符，针灸治疗疗效甚佳，作用快捷。磁圆梅针与毫针可作为基本针法，用于各种原因的崩漏，对于器质性病变所致出血也有很好的作用。通过临床实践观察，艾灸疗法治疗本病亦有很好的疗效，余治疗崩漏一般均配合艾灸方法，尤其是崩证，采用艾灸，其效甚佳。

五、乳少

冯某，女，29 岁。产后乳汁不足，一直不能满足婴儿的喂养，曾服用中药及某些验方等治疗，乳汁量未增多，自感乳房胀痛。诊断为乳少（乳汁不足）。

治疗

（1）梅花针：轻叩背俞、胸腹部足阳明胃经及乳房周围，叩至皮肤发红为度。

（2）三棱针：少泽、膻中。用三棱针分别点刺，少泽点刺挤捏出血数滴即可；膻中点刺后加拔罐 5 分钟。

（3）艾灸：足三里。每次灸 30 分钟，每日治疗 1 次。

经 2 次治疗后乳汁较前增多，继续治疗 3 次，乳汁已完全满足婴儿的喂养，乳房胀感消失。

按： 乳汁少的原因无非虚、实二因，因此治疗前首先要辨明虚实，根据虚实不同选择适宜的方法，无论虚实，梅花针及毫针疗法皆适宜，实证者配用三棱针或锋勾针，虚证者配用艾灸疗法。辨证准确，用法合理，则很快见效。

六、阴挺

孙某，女，44 岁，子宫脱垂已有 5 年之久。患者 5 年前自第 2 胎产后出现小腹坠胀、腰骶酸痛、带下增多等症状，曾于某院检查诊断为子宫脱垂二度，反复服用中西药物治疗，未见明显疗效。诊断为阴挺（子宫脱垂）。

治疗

（1）磁圆梅针：叩击背俞、腹部任脉、阳明胃经及膝下阳明胃经，叩至皮肤发红为度。

（2）艾灸：百会、气海。每穴灸 30 分钟。

（3）毫针：维胞、气海、足三里。维胞沿腹股沟韧带呈 30° 斜刺 2.5 寸；气海呈 75° 向下斜刺 3 寸，施以徐徐提插刮针手法；足三里针 2 寸，采用捻转手法。每日治疗 1 次，每次 40 分钟。

按： 本病相当于西医学中的子宫脱垂，治疗起来较为棘手。新九针中几种针法配合运用，可提高临床有效率和治愈率。主要以毫针、磁圆梅针及火针为主，毫针中长针透刺尤具特效，若配合艾灸疗法则有事半功倍之效。

第十二章　皮肤科医案

一、慢性荨麻疹

田某，女，45岁。患者不规则性风团反复发作已10年余，时轻时重，曾于多家医疗机构检查，诊断为慢性荨麻疹，口服中西药物，在用药期间明显改善，但一直未愈，严重时鲜红色疹块遍布全身，此起彼落，奇痒难忍，感受风寒后加重，尤以晨起及睡前为重。诊断为慢性荨麻疹。

治疗

（1）磁圆梅针：叩刺华佗夹脊与膀胱经第1侧线，来回叩击，叩至皮肤潮红或充血为度。每日治疗1次。

（2）闪罐法：在神阙穴施以闪罐，每次闪4~5下后留罐3分钟，连续操作3下为1次。隔日治疗1次。

（3）毫针：曲池、外关、风市、血海、足三里、三阴交、太冲。每日治疗1次，每次留针40分钟。

经治疗7次后，疹块明显减少，已基本无痒感。继续按上法治疗3次后，症状全部消失。继续巩固治疗5次而停治。随访2年未再复发。

按：荨麻疹为皮肤科最常见疾病之一，针灸治疗具有很好的疗效。临床常根据病证之缓急选用方法，急性荨麻疹以梅花针、三棱针及毫针治疗为主；慢性荨麻疹以磁圆梅针、火针及毫针治疗为主。急性荨麻疹治疗见效迅速，慢性荨麻疹常反复发作，因此常需要坚持治疗。慢性荨麻疹余常配合神阙穴闪罐法，此法简单易施，其疗效甚佳，余用此法为主治疗多例慢性患者，大获痊愈。

二、慢性湿疹

杨某，男，69岁。双下肢小腿出现丘疹、糜烂、脱屑、瘙痒，反复发作已7年之久。就诊于多家医疗机构，诊断为慢性湿疹，主要用各种药膏外涂，有时配合口服中西药物，用药时症状缓解，但停用药物后则加重，缠绵不愈。近3个月来症状较前加重，皮损面积扩大，局部皮肤粗糙、肥厚，并出现苔癣样变。检查：在下肢双小腿外侧中央区域有一拳头大小的苔藓病变，皮肤粗糙，有脱屑、抓痕、血痂。舌质淡红，苔少，脉细弦。

治疗

（1）梅花针：皮损局部叩刺，叩至微出血为度，隔日治疗 1 次，与火针交替运用。

（2）火针：阿是穴。在皮损局部施以密刺法，隔日治疗 1 次，与梅花针交替运用。

（3）毫针：足三里、阴陵泉、血海、三阴交、神门、内庭。每日治疗 1 次，每次留针 40 分钟。

经梅花针治疗 7 次，火针治疗 6 次，毫针治疗 15 次，诸症消失，随访 1 年未见复发。

按： 湿疹为西医学疾病名称，属于中医学癣、疮、风等范畴，一般治疗较为棘手，属于难治性疾病。新九针中几种针法配合运用，可显著提高临床疗效。各种湿疹皆可以用毫针与梅花针为基本法，急性湿疹可配用三棱针刺血，慢性、虚性湿疹配合艾灸疗法，顽固性湿疹配合火针疗法，在临床中若能合理运用适宜的方法，皆能获得满意疗效。

三、带状疱疹后遗症

武某，男，68 岁，右侧胸胁牵及后背带状疱疹 2 个月余，疱疹消退，留有疱疹色素沉着，一直疼痛，呈针扎或跳痛，不敢着衣，十分痛苦，曾服用维生素 B_1、甲钴胺、卡马西平及中药汤剂和一些中成药等治疗，症状一直未改善，故来诊。诊断为带状疱疹后遗症。

治疗

（1）梅花针：于疱疹色素之间的空隙处叩刺，叩至轻微出血，然后拔罐 5 分钟。开始隔日治疗 1 次，后每周治疗 2 次。

（2）火针：用三头火针点刺原疱疹皮损区域，针刺深度以 1~2mm 为宜。每 3 天治疗 1 次。

（3）毫针：支沟、外关、阳陵泉、丘墟透照海、三阴交、足临泣。每日治疗 1 次，每次 40 分钟。

经梅花针治疗 5 次，火针治疗 3 次，毫针治疗 10 次，患者症状消失。

按： 带状疱疹是针灸学优势病种之一，疗效甚佳。早期患者施以梅花针叩刺配合拔罐疗法疗效佳；中期疱疹全部已出时使用多头火针治疗具有佳效。带状疱疹后遗症多缠绵难愈，较难治疗，目前西医学尚无理想之法，新九针中几种针法配合运用则极大提高了疗效，最常以火针、梅花针及毫针方法配合运用。

四、神经性皮炎

陈某，男，55 岁。患播散性神经性皮炎 8 年余。患者于 8 年前于颈项部出现一块大约 2cm×3cm 大小的苔藓样病变，呈阵发性瘙痒，经某院诊断为局限性神经性皮炎，外涂药膏，逐渐好转，后又渐在两小腿部、两肘关节及臀部出现大小不等的苔藓样病变，病变区皮肤粗糙增厚，瘙痒剧烈，尤以夜间为著。曾外用数十种药膏治疗，一直未愈，反反复复，时轻时重。近 1 个月来瘙痒加重，心烦意躁，故来诊。诊断为播散性神经性皮炎。

治疗

（1）梅花针：沿背部膀胱经循经叩刺 3 遍，重点叩刺肺俞、膈俞、肝俞、脾俞，以局部微出血为度。然后加拔罐 10 分钟，使之出血。初期隔日治疗 1 次，后调整为每周治疗 2 次。

（2）火针配合拔罐：取用三头火针，在皮损区轻轻点刺 1~2 分深，遍及整个皮损区。针后立即用玻璃火罐在针刺部位吸拔，使其出血。初期每隔 2 天治疗 1 次，病情缓解后每隔 3~5 天治疗 1 次。

（3）毫针：百会、风门、曲池、委中、风门、风市、血海、三阴交、神门。每日治疗 1 次，病情缓解后隔日治疗 1 次，每次留针 40 分钟。

梅花针治疗 9 次，三头火针治疗 6 次，毫针治疗 20 次而愈。随访 2 年未见复发。

按：神经性皮炎为西医学之病名，属于中医学"牛皮癣""顽癣"范畴，虽然治疗方法很多，但疗效多不够理想，常常反复发作，不易根治。新九针中几种针法配合运用有较好作用。梅花针叩刺、多头火针点刺、毫针围刺及艾灸疗法结合运用，可极大提高临床治愈率。

五、扁平疣

江某，女，24 岁。患者于前额、右颊部出现米粒至绿豆粒大小的扁平丘疹，略高出于皮面，边缘明显，呈椭圆形，触之平滑而坚实，有数 10 个。诊断为扁平疣。

治疗

三头火针：常规消毒后，取用三头火针，烧至微红，快速刺入皮疹，施以烙刺。较大一些的皮疹反复针刺数针。术后嘱患者 1 周内点刺处勿沾水。

7 日后随访，结痂脱落而愈。

按：本病采用火针治疗简单易施，在既往临床中常以局部外用药、冷冻及电凝方法处理，这些方法一般治疗时间长，创伤大，疼痛明显，且治疗不彻底而易留下瘢痕，火针治疗操作方便，治疗快，无不良反应和后遗症，可谓是治疗本病的一种有效方法，值得临床推广。

六、寻常疣

郭某，男，38 岁。患者于 1 年前在颈部出现高出皮肤、表面呈圆形、如绿豆粒大小的棘突状突起数个，呈灰褐色。诊断为寻常疣。

治疗

铍针：将铍针在酒精灯上烧至通红，右手持针，左手持镊子提拉疣体，对准其根部，齐根灼割，通过 1 次治疗切除全部疣体，一次而愈。

按：本病采用火针治疗简单而有实效，可作为首选方法，患者易于接受。小的疣体可以用火针治疗，大的疣体用铍针治疗，一般一次即愈。

七、色素痣

张某，女，35 岁。上唇口角有一小纽扣大小的黑痣。

治疗

火针：取用三头火针，烧红后点刺数针，然后以锟针烧热修补。半个月后复诊，未留任何痕迹，一次治愈。

按：色素痣目前尚无理想的治疗方法，新九针可谓是特效之法，一般以三头火针为常用。较小面积的色素痣可用中粗火针治疗，面积较大的色素痣用火铍针治疗，治疗时温度一定适当，不可过高。新九针使用方便，简单易行，安全可靠，其疗效显著，一般治疗一次可愈。

八、老年斑

张某，66 岁。患者前额及颧部出现多个脂褐色斑块 1 年余，触之高低不平。诊断为老年斑。

治疗

三头火针：取用三头火针，将针烧至微红，直接点刺色斑，若色斑高出皮肤，用针具在斑点上刮刺，灼至与皮肤水平。一次性治疗，点刺处 1 周内勿沾水，1 周后复诊，结痂全部脱落，一次而愈。

按：用火针治疗老年斑简单易行，可根据斑的大小选择单头火针、三头火针或锟针施以治疗，只要掌握好温度、深度及速度，准确施刺，疗效确切，无瘢痕，多数一次可愈。

九、皮肤乳头状瘤

梁某，女，54岁。颈部及胸部出现散在皮赘半年余。其皮赘总计6个，大者比绿豆稍大，小者如大米粒，柔软，细长，呈乳头状突起于皮肤表面，并有蒂与皮肤相连。诊断为皮肤乳头状瘤。

治疗

铍针：瘤体常规消毒，左手持止血钳，在根蒂固定牵拉，右手持铍针，将铍针在酒精灯上烧红，在止血钳下迅速烙割，烙割后与皮肤表面相平。然后涂上烧烫伤膏保护，注意1周内勿沾水。经一次治疗而愈。

按： 皮肤乳头状瘤以铍针治疗简单易行，铍针治疗采用烙割法，操作迅速，不易出血，不易感染，不留瘢痕，疼痛轻微，一般一次可愈，可谓是特效之法，值得临床推广运用。

十、白癜风

邵某，19岁。肩胛部、背部出现大小不等的5~6个白斑，未引起重视，几个月后在颈部及上肢前臂也有数块白斑出现，就诊于某院皮肤科，诊断为白癜风，服用中西药物及外涂药物未效，故来诊。诊断为白癜风。

治疗

（1）梅花针：在躯干部任脉、督脉及夹脊穴叩刺，并在白斑上叩刺，施以中度手法，叩至皮肤充血为度。前1周每日治疗1次，后每周治疗3次。

（2）火针：于最早出现白斑处施以三头火针点刺，轻点破皮为度，根据白斑大小施以点刺，早期每周治疗2次，随着病情好转调整为每周治疗1次。

（3）艾灸：取侠白穴，每次施灸20~30分钟，每日或隔日治疗1次。

（4）毫针：当用火针点刺和梅花针叩刺后，再在白斑区域施以毫针围刺，前10天每日治疗1次，后隔日治疗1次。

总计经过30多次治疗，白斑全部消失，皮肤恢复正常，随访5年，未见复发。

按： 本病为顽症痼疾，属于难治性疾病，虽然治疗方法众多，但目前仍尚无理想的方法，通过新九针多种方法有效配合运用，可有效提高临床疗效。皮肤针叩刺、火针点刺、艾条重灸，再结合毫针疗法进行整体调节与局部疏通，其治疗效果较为理想。

十一、斑秃

马某，女，38岁。2个月前无明显原因出现头发成片脱落，有大小不等的3

片区域，无任何感觉。检查：舌质暗，苔略黄，脉沉弦。诊断为斑秃。

治疗

（1）磁圆梅针：叩背俞及夹脊穴，中度叩刺，以叩至皮肤充血为度，每天治疗1次。

（2）梅花针：用梅花针重叩斑秃区，至轻度渗血，刚开始每日治疗1次，5天后调整为隔日治疗1次。

（3）艾灸：施以隔姜灸，将生姜片贴于斑秃区，取中等艾炷置于姜片上，点燃施灸，每次灸5~7壮（约30分钟），每日治疗1次。

经治疗1周后即有绒毛生出，继续治疗15次，毛发已基本生出。

按：本病多以局部治疗为主，尤其梅花针叩刺极为有效，初期施以重叩，以微出血为度，发出后施以轻叩法。若配合毫针围刺治疗效果更佳，毫针治疗持续至头发全部生出。民间所用的生姜涂擦法也有很好疗效，有很多患者仅用此法也可以治愈，因此临床也常同时配合运用。

十二、酒渣鼻

杜某，男，42岁。患者整个鼻部弥漫性潮红，中间有小脓点，反复发作半年多，喝酒及食辛辣之物后则加重，时轻时重。诊断为酒渣鼻。

治疗

梅花针：在整个鼻部以梅花针叩刺，以出血为度，然后用碘伏涂擦消毒，每隔2日治疗1次。共治疗5次而愈。

按：酒渣鼻施以梅花针叩刺有较好的疗效，一般经十几次治疗即可治愈，轻者用三棱针点刺出血即可，若有脓疮者，可用火针点刺治疗。

第十三章 外科医案

一、下肢静脉曲张

田某，女，46 岁。患者双下肢小腿部浅表静脉发生扩张、延长、弯曲成团块，犹如蚯蚓，已有 10 余年，平时感觉下肢酸胀、乏力及有沉重感，尤以劳累久站之后明显，平时穿弹力袜保护，曾口服中药治疗，其症状缓解。诊断为下肢静脉曲张。

治疗

磁圆梅针：让患者站立，重心放在患肢上，以使曲张的静脉充盈。医生左手固定按压在曲张静脉团的最上方（即近心端），右手持磁圆梅针垂直叩击静脉团，先自曲张的远端开始，由上而下，渐至曲张之近端，叩至静脉团局部凸起融合为块、不能分辨静脉界限为止，治疗 1 次。

半个月后复诊，尚有少许残留的静脉团，继续以上法治疗 1 次，经 2 次治疗而恢复正常。

按：磁圆梅针治疗静脉曲张是一种独特的疗法，开创了非手术疗法的先河。磁圆梅针治疗静脉曲张简单而易操作，无任何不良反应，无风险，见效快，轻度患者一次即可痊愈，复发率低，具有优势，值得临床推广。重度患者可用火针刺血治疗，也有很好的疗效，一般多需要反复几次治疗。注意深部静脉有阻塞者不宜用本法。

二、痔疮

赵某，男，31 岁。患者因大便时疼痛，或伴出血，就诊于某院，诊断为内外痔，要求以手术治疗，患者因惧怕手术，故来就诊。

治疗

（1）火针：检查患者上唇系带龈交穴上有一比芝麻粒大的滤泡，常规消毒，右手持火针，在酒精灯上将针尖烧至白亮，快速轻轻点刺滤泡，使滤泡结痂。

（2）锋勾针：在腰背部腰 2~ 骶 2 椎体之间，寻找到 4 个反应点（其反应点犹如黄豆大小，呈灰白色，圆形或椭圆形，不高出皮肤，一般来说，反应点越多，越靠下，治疗效果越好）。用碘伏常规消毒，用锋勾针分别施以挑刺，将其皮下纤维勾断，并在其挑刺处挤出少许黏液和血液，用碘伏消毒，最后用无菌纱布覆盖。

3 天后复诊，患者经治疗后症状消失，随访半年未见复发。

按：痔疮为临床高发病，民间有"十人九痔"之说，但目前在西医学中尚无理想的治疗方法，一般多是通过手术治疗，手术治疗具有痛苦大、复发率高等缺点。新九针中多种方法的运用，开拓了非手术方法治疗痔疮的思路，如外痔用火针及火铍针治疗、锋勾针勾刺反应点治疗各种痔疮、三棱针刺血疗法、毫针疗法等，皆是理想的方法。

三、肛瘘

徐某，男，43岁。因肛门部反复肿痛及流脓，并伴有局部瘙痒，就诊于某医院肛肠科，诊断为低位单纯肛瘘，拟手术治疗，但患者因惧手术，经人介绍来诊。经检查确诊为低位单纯肛瘘。

治疗

锟针：先取用长锟针探明内口、瘘管及外口的位置，然后再将长锟针在酒精灯上烧至微红，从外口迅速伸入瘘管搅动2下，检查还有少许脓液，继续按前法施治一次，见锟针干燥，瘘口也没有渗出物后，用碘伏消毒，再用无菌纱布覆盖。

经1次而治愈，随访1年一切正常。

按：新九针中的锟针开创了非手术疗法治疗肛瘘的先河。目前在西医学中，治疗肛瘘一般以手术为主，其他方法多较缓慢，病情常反复发作。用锟针治疗肛瘘简单而有实效，见效迅速，若能熟练掌握操作方法，一般一次即可治愈，治疗痛苦性小，无后遗症。

四、腱鞘囊肿

刘某，女，28岁。因右手腕背部出现一圆形包块而就诊于某院，医院诊断为腱鞘囊肿，建议手术切除，患者不愿接受手术而来诊。检查见右手腕背部有一栗子大小的囊性包块，表面光滑，不与皮肤粘连，基底固定，如橡皮样硬度，有轻微压痛感。诊断为右手腕部腱鞘囊肿。

治疗

火针：充分暴露囊肿部位，先常规消毒，左手持点燃的酒精灯，右手持针，将针烧热后直刺2针，直达囊体，然后挤压囊壁，排尽囊液，加压包扎5天。

5天后复查，囊性包块消失，一次而愈。

按：目前本病西医学治疗多以手术方法为主，早期患者可以通过按压或敲击方法治疗，对囊肿时间较长、囊肿较硬的情况，选用火针治疗是理想的方法。通过火针治疗不但使囊肿即时消除，用之简便易行，患者痛苦小，疗效好，而且治疗后一般不易复发，可谓是优势之法。

五、腘窝囊肿

田某，男，51 岁。患者右侧腘窝部有一鸡蛋大小的肿物 1 年余，曾经多方法治疗而未效，故来诊。检查见患者右侧腘窝部有一球形突起，如鸡蛋大，表面光滑，边缘清楚，有波动感，质地较硬，有压痛。诊断为腘窝囊肿。

治疗

火针：常规消毒，选用粗火针，左手持酒精灯，右手持针，将针在酒精灯上烧至白亮，先于囊肿中心速刺 1 针，再于四周分别各刺 1 针。针刺完毕，拔火罐 10 分钟，拔出其内容物，每 3 天治疗 1 次。

共治疗 4 次囊肿消失。随访半年未复发。

按：腘窝囊肿在西医学临床上主要以手术和挤压法治疗，其操作复杂，且易造成肌腱的继发性损伤，因此痛苦较大，不是理想的方法。一般毫针疗法难以治愈，尤其较大的囊肿，毫针治疗很难有效，火针治疗既能迅速治愈，又不易复发，是一个非常理想的方法。治疗时一般选择粗火针，穿透囊壁，使囊液外散即可。

六、鸡眼

梁某，男，46 岁。患者在右侧足大趾背趾尖处有一绿豆粒大小的环形硬结，中心有一圆形的暗点，平时一不小挤压之后引起刺痛，用力触之疼痛明显。诊断为鸡眼。

治疗

火针：常规消毒，左手持酒精灯，选择细火针，右手持针，将针烧至发红至白亮，迅速点刺 4 下，深达基底部。

1 周后压之已无疼痛感，20 天后复查，增生角质层全部脱落而痊愈。

按：鸡眼一般治疗较为棘手，目前临床多以激光治疗，火针治疗较为理想，简便易行，痛苦小。一般选择细火针操作，细火针针体细，阻力小，易于操作，但是需要深刺、多刺，一般针刺深度要求穿透角化层而略达基底部，一般不少于四五针，操作得当可一次治愈。

七、疖肿

车某，女，22 岁。10 天前左侧腋窝部无明显原因出现一硬结，伴有红肿热痛，服用头孢克肟及清热解毒颗粒。检查：硬结触之柔软，有白色脓头，有波动感，轻微压痛。诊断为疖肿（脓成未溃期）。

治疗

火针：选用粗火针，于脓肿处迅速点刺 3 针，用无菌纱布将其脓液慢慢挤出，使脓液出净，然后用无菌纱布覆盖。

第 2 日复查脓肿消退，压之微痛。5 天后复诊时已基本无感觉。

按：本病的治疗要根据病程决定用法，在早期适宜刺血泄热解毒，及时正确施以刺血，可使疾病不进一步发展；中期时，适宜在疾患周围用梅花针叩刺，加拔罐，但不宜挤压疖肿；若已化脓者，用火针、锋勾针或三棱针刺破化脓部，使脓液流出；当脓肿溃破不收口时，用梅花针在病灶周围施以重叩，使出血，再配合灸法促进伤口愈合。无论在何期均可配用毫针治疗。

八、狐臭

朱某，男，28 岁。自幼腋下即有特殊气味，夏季更为明显，就诊于某院，建议手术治疗，未接受，曾外涂药物，无效。经人介绍来诊。检查：双侧腋下发出一种刺鼻难闻的气味。诊断为狐臭。

治疗

三棱针：选分枝上穴、分枝下穴。于分枝上穴、分枝下穴点刺，加拔罐，使出血少许，每周治疗 2 次。

毫针：极泉、天宗、李白。每日治疗 1 次。

火针：先治疗一侧，暴露腋窝，剪去腋毛，常规消毒，取用三头火针，施以局部密刺，针刺 0.5 寸深左右，针刺 10 余针。

经过三棱针治疗 4 次，毫针治疗 15 次，火针每侧治疗 3 次而愈。

按：本病目前一般是通过腋下汗腺抽吸刮除术、超薄皮瓣法及激光手术法治疗，汗腺抽吸刮除术有时难以完全去除，超薄皮瓣法恢复慢、难护理，激光手术法常难以完全去除，且三种方法均花费甚高，通过火针、三棱针及毫针综合治疗，简单易施，痛苦小，费用低，患者易于接受，疗效肯定，不易复发，值得临床推广运用。分枝上穴、分枝下穴及天宗穴、李白穴皆是董氏针灸用穴。

九、瘰疬

段某，女，45 岁。患者颈部及腋窝淋巴结增大，大者如核桃，多数如栗子大小，曾于某院行病理检查，诊断为淋巴结结核，用药治疗未效，故来诊。诊断为瘰疬（淋巴结结核）。

治疗

（1）锋勾针：用锋勾针勾刺肺俞、膈俞、胆俞，每周治疗 2 次。

（2）火针：取用中粗火针，将针烧红后迅速刺入淋巴结中心，刺至核中心，每次 1 针，出针后用干棉球轻轻按揉针孔，每 3 天治疗 1 次。

（3）毫针：曲池透臂臑、少海、天井。每次治疗30分钟，前5天每日治疗1次，后隔日治疗1次。

经锋勾针治疗4次，火针治疗5次，毫针治疗12次，各肿大的淋巴结消失。

按：本病的施治要根据患者病情发展过程决定用法。硬结期可取用锋勾针、细火针及毫针治疗；脓肿期施以粗火针直接点刺脓肿中央点，然后可以适当加拔罐；破溃期可用三头火针或镵针治疗。

十、急性乳腺炎

张某，女，32岁。初产妇，产后40天，突然感觉右乳疼痛，继而出现寒战高热，故来诊。检查：右侧乳房压痛，体温38.9℃。诊断为急性乳腺炎。

治疗

（1）锋勾针：取用肩井、膈俞、灵台、大椎勾刺。大椎勾刺出血后加拔罐使之出血。

（2）梅花针：取用梅花针，于患处局部施以叩刺，重叩出血，然后加拔罐5分钟。

（3）毫针：曲池、合谷、梁丘、内庭。每日治疗1次，每次留针30分钟。

经1次治疗后体温正常，乳房疼痛明显缓解，继续治疗1次，诸症消失。

按：急性乳腺炎属于中医学之乳痈，发病较为迅速，早期及时有效治疗，可防止化脓的发生，针刺治疗有很好的疗效，尤其新九针中几种方法配合运用，可极大提高其有效率和治愈率。临床根据病情的发展阶段决定施治方法。初期脓肿未形成时可用三棱针、梅花针与毫针治疗，及时治疗就可有效防止脓肿形成；脓肿形成时可用粗火针点刺，再拔罐使脓液尽出。

第十四章　骨伤科病案

一、落枕

肖某，男，25岁。晚上睡觉时姿势不当，晨起后感觉枕部不适，左右及前后活动受限，休息1小时后症状较前加重，故来诊。检查：患者颈部左右、前后活动均受限。余无不适。诊断为落枕。

治疗

（1）梅花针：用梅花针叩击颈部疼痛部位，中度手法叩至皮肤微红，活动即感有所缓解。

（2）锋勾针：阿是穴、颈夹脊、大椎，每穴勾割2下。

针刺完毕，症状明显缓解，仅感微微不适，第2天回访，已无异常感觉。

按：落枕是针刺治疗优势病种之一，针刺治疗简单而迅速，新九针中多种方法治疗落枕皆有特效，如梅花针、磁圆针、毫针、锋勾针、火针，用之皆效，临床可根据患者的症状特点选择适宜方法，可以一种方法运用，也可以两种方法配合运用，一般一次可愈。

二、颈椎病

魏某，女，67岁。患者颈部活动不利，感颈项部僵硬，后背发沉，右手麻木，有时头晕、头痛，于某院就诊，行X线片检查，显示颈椎曲度稍直，颈4~颈7椎体骨质增生，椎间隙狭窄，诊断为颈椎病，后经中西药物及推拿按摩治疗，当时感到颈部轻松舒适，过后症状依然。近半个月来颈部僵硬沉重、发凉感明显加重，故来诊。检查：颈部活动欠灵活，活动时疼痛，颈6、颈7棘突明显压痛，舌尖红，苔薄黄，脉沉弦。诊断为颈椎病。

治疗

（1）磁圆梅针：颈夹脊、上肢三阳经，施以重叩，至微出血为度。隔日治疗1次，与火针交替运用。

（2）火针：天柱、颈百劳、肩井、大椎、阿是穴。隔日治疗1次，与磁圆梅针交替运用。

（3）毫针：列缺、后溪、悬钟、太溪、昆仑。每天治疗1次。

经1次治疗后，患者即感明显舒适，后用磁圆梅针与火针分别治疗3次，毫针治疗 7 次，诸症消失，感颈部舒适。随访 1 年，一切正常。

　　按： 颈椎病在时下已成为临床常见病，西医学治疗一般多不理想，针刺治疗具有较好疗效，尤其新九针中几种方法配合运用，更提高了临床疗效。临床常用毫针、磁圆针、梅花针、锋勾针及火针，颈椎病临床表现复杂多样，常根据患者的症状选择适宜的方法，一般多两种方法配合运用。

三、五十肩

　　王某，女，53 岁。右肩疼痛 3 个月余。患者由于半年来经常抱孩子，导致右肩部疼痛不适，曾在家自己贴敷膏药治疗，疗效不佳，症状渐加重，后又行推拿按摩，仅缓解当时之疲劳，现在白天活动时明显疼痛，受凉后则疼痛加重，肩部感觉有进风感，夜间疼痛影响睡眠，故来诊。检查：右肩部肩上、肩外及肩后多个部位有明显压痛，后抬及前举均受限。诊断为五十肩（肩关节周围炎）。

　　治疗

　　（1）磁圆梅针：阿是穴、颈夹脊、手三阳经（上臂），施以重叩，叩至皮肤充血为度。每日治疗 1 次。

　　（2）火针：肩部压痛点、肩髃、肩髎、大椎、膏肓。浅而点刺，隔日治疗 1 次。

　　（3）毫针：条口透承山、三间、中渚、后溪、阳陵泉。每日治疗 1 次，每次留针 40 分钟。

　　经 1 次治疗后，立觉疼痛明显缓解，经磁圆梅针治疗 4 次，火针治疗 2 次，毫针治疗 7 次，患者症状基本消失。1 个月后随访，一切良好。

　　按： 五十肩即西医学肩周炎，是临床常见病，虽然治疗方法甚多，但较为理想的方法不多，针刺治疗疗效可靠，为针灸学之优势病种。肩周炎在中医学中有多个疾病名称，如"漏肩风""肩凝症"及"冻结肩"等，中医学之疾病名称表明了其病因。五十肩乃由阳明经气血不足而致，其治疗主要以足阳明经腧穴为主，除了毫针还常用磁圆针、梅花针、鍉针及火针治疗；漏肩风主要是由感受风寒之邪而致，以祛风邪为主，除了毫针外，还常用磁圆针、火针及艾灸疗法；肩凝症是组织发生粘连，除毫针外，还常用锋勾针、火针、三棱针及梅花针。临床根据不同的病因选择最适宜的方法。

四、网球肘

　　申某，女，46 岁。患者右肘关节部无明显原因出现疼痛 1 个月余。患者 1 个月前渐出现右肘关节部疼痛，日常活动时会突然引起疼痛，严重影响日常生活，故来诊。检查：右肘关节外上髁部位有明显压痛。诊断为网球肘（肱骨外上髁炎）。

　　治疗

　　（1）火针：取用细火针，在明显压痛点点刺 5 下，深刺达骨膜，隔日治疗 1 次。

（2）浮针：常规操作，留针 24 小时。

（3）毫针：健侧曲池、手三里、犊鼻，每日治疗 1 次。

经火针、浮针分别治疗 2 次，毫针治疗 3 次而愈。

按： 网球肘属于西医学中的肱骨外上髁炎，归属于中医学中"肘劳"范畴，属于劳损性疾病，发病率较高。新九针中常用毫针、磁圆针及火针治疗，余在临床常以火针、浮针与毫针配合运用，一般 2~3 次可愈。

五、腰痛

王某，女，60 岁。反复发作腰痛 2 年余，20 天前腰痛突然加重，伴臀部酸痛，不能弯腰活动，行走困难，于某院就诊检查，CT 显示：腰 3~ 腰 4、腰 4~ 腰 5、腰 5~ 骶 1 椎间盘突出、骨质增生及椎管狭窄，曾贴敷膏药，服用中西药物及行推拿等治疗，未效，医院建议手术治疗，患者拒绝手术，故来诊。诊断为腰痛（腰椎间盘突出症）。

治疗

（1）磁圆梅针：膀胱经、督脉、腰骶部、臀部，中度手法叩刺 5 遍，使局部明显充血。先每日治疗 1 次，后隔日治疗 1 次。

（2）火针：腰 3~ 骶 1 夹脊，阿是穴。每 3 天治疗 1 次。

（3）毫针：后溪、印堂、束骨、复溜、灵骨（董氏奇穴）。每日治疗 1 次，每次 30 分钟。

经 1 次治疗后，症状较前缓解，火针治疗 4 次，磁圆梅针治疗 10 次，毫针治疗 12 次，诸症消失，随访半年未见复发。

按： 腰痛是临床常见病证，发病率甚高，一般来说，年龄越大，发病率越高。本病目前尚无理想治疗方法，多为治标难治本，针灸治疗能取得良好疗效，是针灸学之优势病种，尤其新九针根据腰痛特点选择适宜的方法治疗，可谓是对证处理。寒湿腰痛除了毫针外，还常运用火针、艾灸及火罐疗法；瘀血腰痛除了毫针，还常用锋勾针、三棱针、梅花针及拔罐治疗；肾虚腰痛除了毫针，还常用磁圆梅针、火针及艾灸疗法。根据其病因选择适宜的方法，可有事半功倍之效。

六、坐骨神经痛

李某，男，72 岁。患者因右腿受寒而致疼痛，病情逐渐加重，近半个月来昼夜疼痛难忍，就诊于某院，诊断为坐骨神经痛，服用中西药物、行针灸及推拿等多种方法治疗均未效，故来诊。检查：疼痛由下腰部向足趾方向沿坐骨神经分布区域放射，臀中部、腘窝、小腿外侧中部等压痛明显，小腿中下部及足趾发凉，脉沉缓，苔薄白。诊断为坐骨神经痛。

治疗

（1）梅花针：选择疼痛部位，施以重度手法叩刺，隔日治疗1次。

（2）火针：阿是穴、秩边，取用细火针针刺，针刺1寸深左右，每周治疗2次。

（3）毫针：首尾取穴与同名经取穴，每日治疗1次。

经1次治疗后，疼痛即时减轻，其余症状也明显缓解，后又经梅花针治疗4次，火针治疗3次，毫针治疗7次，诸症基本消失，随访2个月一切正常。

按： 坐骨神经痛属于中医学之"痹证"范畴，为针灸疗法的适应证，毫针治疗有很好的疗效，若取穴准确，手法得当，治疗及时，一般都可获良效。本病多由风、寒、湿邪侵袭所致，故尤其适宜用火针、艾灸疗法治疗。中医学认为风寒湿邪流注经络，阻滞经脉，致使气血运行不畅，故"不通则痛"，因此常用梅花针、三棱针或锋勾针祛瘀通滞。病情严重者可用圆利针深刺取效，如深刺环跳、代秩边等特效穴位，具有较好的作用。

七、膝关节积液

温某，男，39岁。患者右侧膝关节外伤后导致膝关节疼痛并伴关节积液1年余，曾口服药物及行针灸等方法治疗，疗效不佳，近期症状较前加重，经人介绍来诊。检查：右膝关节明显肿胀，局部明显压痛，浮髌试验（＋）。诊断为创伤性膝关节炎（关节积液）。

治疗

（1）火针：于肿胀明显、压痛处与内、外膝眼针刺，针刺深度以使关节腔积液外出即可。每3日治疗1次。

（2）温针灸：梁丘、血海、阴陵泉、曲泉、膝阳关。以上诸穴施以常规针刺后，再于每针上加上18mm×27mm的艾炷，每穴每次用3炷。前7天每日1次，后改为隔日治疗1次。

经7次治疗后，其肿痛明显好转，继续治疗15次，诸症基本消失，随访3个月无复发。

按： 膝痛是临床常见病，属于"膝痹"。因为膝关节结构复杂，因此导致膝痛的原因很多，针灸治疗各种原因导致的膝痛皆有很好疗效。膝关节积液属于中医学"着痹"之范畴。西医学认为本病的发生可有风湿、类风湿、骨质增生或外伤等原因引起膝关节滑膜炎症，关节内积聚了大量渗出液，使关节内压力明显升高，阻碍淋巴回流，这种恶性循环使症状逐渐加重。临床以火针针刺最为有效，火针点刺配合拔罐抽液，使腔液尽量排出，可配合艾灸疗法，其效更佳。这一方法的治疗，不但能直接排出积液，更能增强血液循环，消炎祛肿，改善局部代谢，通利关节，是一种简便易行的实效方法。

八、踝关节扭伤

李某，男，43岁。夜间外出不慎踩空伤及右踝关节外侧，当即不能行走，疼痛剧烈，第2天外踝关节明显肿胀，不敢着地而来诊。检查：右侧外踝关节区域（即在丘墟周围）明显肿胀，压痛明显，不敢着地。诊断为急性外踝关节扭伤。

治疗

（1）三棱针：局部常规消毒，取用三棱针在肿胀明显部位点刺放血，然后加拔罐，使瘀血尽出。

（2）毫针：小节穴（董氏奇穴），采用同名经对应取穴法取阳池穴，每日治疗1次。

第1次治疗结束后其疼痛已明显缓解，患者能着地行走，再继续针刺治疗2次，活动时仅有轻微不适。

按：踝关节损伤占据各关节损伤的第一位，为针灸学优势病种，若方法得当，用穴合理，可速见疗效，一般治疗2~3次可愈。常用方法为以梅花针或三棱针叩刺患处以消除其瘀血，再用毫针远端取穴，通其经络，多有立竿见影之效。

九、足跟痛

鞠某，女，50岁。患者无明显原因出现左侧足跟痛1年余，时轻时重，反复发作，就诊于多家医疗机构，诊断为跟后滑囊炎，曾用中药外洗、贴敷膏药、针灸、小针刀及局部封闭等多方法治疗，一直未愈。检查：左侧足后跟局部肿胀，并有明显压痛。诊断为跟后滑囊炎。

治疗

（1）火针：取用细火针在压痛点点刺，每个压痛点点刺3下，针深达骨膜，每5天治疗1次。

（2）毫针：针刺健侧大陵与董氏奇穴之灵骨、五虎五穴。隔日治疗1次。

经1次治疗后患者着地即感疼痛减轻，火针治疗2次、毫针治疗7次而愈，随访半年未复发。

按：足跟痛也为临床常见病，治疗较为棘手，西医学目前尚无较理想的方法。针灸治疗足跟痛有较好的作用，若是单独运用毫针法治疗，疗效较慢，新九针中几种针法配合运用，则有特效，一般多以火针、锋勾针与毫针配合运用，一次治疗即可见明显效果，病程长的患者经3~5次治疗也能获得满意的疗效，值得临床推广运用。

第十五章　五官科医案

一、目赤肿痛

张某，女，27岁。双眼流泪，呈烧灼痛，伴头痛3天。在家自行滴眼药水未效而来诊。检查：眼睑红肿疼痛，结膜明显充血，并有较多分泌物。诊断为目赤肿痛（急性结膜炎）。

治疗

（1）三棱针：太阳、耳尖、关冲点刺出血。

（2）锋勾针：两肩胛之间反应点，施以勾刺。

（3）毫针：合谷、曲池、行间。每日治疗1次，每次留针30分钟。

经1次治疗后疼痛与肿胀均有所缓解，第2日又经毫针治疗1次而愈。

按：目赤肿痛俗称"红眼病"，又有"风热眼""天行赤眼"之称，相当于西医学中的急性结膜炎。本病针刺治疗有很好的疗效，尤其通过三棱针或锋勾针及梅花针配合运用，更具特效，临床可根据情况任选一种方法即可达到满意的疗效，若配合毫针治疗，其效更佳，一般均能立即见效。

二、麦粒肿

刘某，女，52岁。2天前自觉左下眼睑刺痒，继而内眼睑出现红肿疼痛，触之有一硬结，故来诊。检查：左下眼睑红肿疼痛，有一硬结，触之疼痛。诊断为左下眼睑内麦粒肿。

治疗

（1）三棱针：常规消毒，足中趾趾腹（偏向趾尖）点刺放血6~7滴。

（2）毫针：灵骨穴（董氏奇穴），每次留针30分钟，每日治疗1次。

经1次点刺放血、2次毫针治疗而痊愈。

按：麦粒肿俗称"偷针眼"，与西医学"睑腺炎"相符，西医学尚缺乏理想的治疗方法，针刺治疗最具优势。三棱针刺血及锋勾针勾刺反应点极具特效，早期红肿硬结期用此法治疗，针之立效，若配合毫针法，多能1次治愈，化脓者以锋勾针直接挑破即可。

三、青光眼

杨某，男，63 岁。目胀、视物模糊 2 个月余。患者 2 个月前无明显原因出现眼睛胀痛，视物模糊，经医院检查眼压，左眼为 24.5mmHg，右眼为 27mmHg，外用盐酸卡替洛尔滴眼液等多种药物，但其症状时轻时重，检查眼压一直不正常，常有眼胀、视物模糊及头痛等症状，建议住院治疗，经人介绍来诊。诊断为慢性开角型青光眼。

治疗

（1）梅花针：叩刺头部各经，重叩太阳经及眼周穴位。中度手法叩刺，叩至潮红为度，每日治疗 1 次。

（2）锋勾针：背部反应点，每次选用 2~3 处，每 3 日治疗 1 次。

（3）毫针：风池、睛明、球后、头临泣、通天、行间、光明。每次留针 40 分钟，前 1 周每日治疗 1 次，以后改为隔日治疗 1 次。

经治疗 2 次后，眼压较前明显降低，右眼压为 14mmHg，左眼压为 13mmHg，头痛缓解，视力有所改善。毫针经治疗 15 次后，诸症消失，眼压正常，继续巩固治疗 10 次，随访观察半年，一切稳定。

按：青光眼是难治性眼病，易反复发作，针刺治疗开角型青光眼疗效确切，尤其新九针多种针法配合运用，更能提高临床疗效，明显缩短疗程，由此开创了针刺治疗青光眼的新途径。一般几种方法配合运用，无论是降低眼压，还是在改善临床症状上，皆有明显的疗效，临床最常以梅花针、磁圆针、锋勾针及毫针方法配合运用。

四、干眼病

许某，女，44 岁。双眼干涩半年余，就诊于多家医疗机构，均诊断为干眼病，服用中西药物，及应用多种滴眼药，仅暂时缓解，因最近工作繁忙，症状明显较前加重，经人介绍来诊。检查：双眼结膜潮红，脉细，舌尖略红，苔薄。诊断为干眼病。

治疗

（1）磁圆梅针：头部三阳经、颈夹脊及背俞穴，中度叩刺，叩至充血为度，每日治疗 1 次。

（2）锋勾针：肩背部寻找反应点，每次勾刺 2~3 穴，每 3 日治疗 1 次。

（3）毫针：睛明、瞳子髎、攒竹、行间、太溪、复溜、光明。留针 40 分钟，前 10 天每日治疗 1 次，后调整为每周治疗 3 次。

治疗 5 次后，症状有所改善，眼睛较前舒适，经治疗 1 个月，症状基本消失，又继续巩固治疗 20 天，随访半年未复发。

按：干眼病又称为干燥性角结膜炎，属于中医学中的"白涩证"，是眼科难治性疾病，目前西医学尚无理想的方法。通过临床实践来看，针刺治疗干眼病有良好效果，尤其是新九针中多种针法有效配合，更增强了临床疗效。本病常用磁圆针、梅花针、锋勾针、三棱针及毫针治疗，根据每个患者的疾病特点选择适宜的方法，多选 2~3 种方法配合运用。但本病的治疗一般需要坚持较长时间，方能达到满意的疗效。

五、眼睑下垂

朱某，男，36 岁。双眼睑下垂 2 个月。患者于 2 个月前无明显原因渐出现两眼睑下垂，尤以右侧眼睑为重，晨轻暮重，起初自认为与工作劳累有关，未在意，渐加重，就诊于某市级医院，诊断为眼肌型重症肌无力，因服用药物疗效不佳而来诊。检查：眼睑抬举困难，尤以右侧明显，疲劳试验（＋），舌质淡，苔薄白，脉细弱。诊断为眼睑下垂（眼肌型重症肌无力）。

治疗

（1）梅花针：头部足三阳经（督脉、太阳、少阳）及眼周区域，头部三阳经中度叩刺，眼周轻度叩刺，每日治疗 1 次。

（2）火针：眼周穴位、至阴、肝俞、脾俞、肾俞。每周治疗 2 次。

（3）毫针：阳白透鱼腰、攒竹透鱼腰、丝竹空透鱼腰、瞳子髎透丝竹空、太阳、足三里、血海、合谷、太冲，每日治疗 1 次，每次留针 40 分钟。

经毫针治疗 1 个月左右，患者症状基本缓解，又继续治疗 20 天，诸症消失，随访 1 年未见复发。

按：眼睑下垂原因比较复杂，常见于西医学中的眼肌型重症肌无力、动眼神经麻痹、眼外伤、神经性眼睑下垂等疾病，西医学治疗方法尚不理想，针刺治疗有较好的疗效，尤其新九针多种针法配合运用，可极大提高临床疗效。一般常选用梅花针、磁圆针、锋勾针、火针、毫针等，临床要根据患者的疾病特点和患者的基本情况选择最适宜的方法，多是 2~3 种方法配合运用。

六、耳鸣、耳聋

白某，女，38 岁。3 个月前因生气导致两侧耳鸣，伴有轻度耳聋，以右侧为重，每当劳累、情绪不佳时症状加重，曾就诊于当地县级医院耳鼻喉科，诊断为神经性耳鸣，服用药物治疗，未效，故来诊。检查：苔微黄，脉细弦。诊断为神经性耳鸣。

治疗

（1）梅花针：头部三阳经，以少阳经为主，施以轻叩，以微充血为度，每日治疗1次。

（2）三棱针：关冲、少泽、商阳。点刺出血，每周治疗2次。

（3）毫针：耳门透听会、完骨、液门、丘墟透照海、三阴交、太冲、足临泣。前5天每日治疗1次，后隔日治疗1次，每次留针40分钟。

经梅花针叩刺3次，三棱针治疗1次，毫针治疗3次，患者感觉左侧耳鸣轻微，右侧也有了明显改善。毫针共治疗13次，诸症消失，随访半年未见复发。

按：耳鸣、耳聋为临床常见病，目前西医学对本病的治疗尚不理想，针刺治疗具有佳效，是针灸学之优势病种之一，尤其新九针中几种方法配合运用，更有效提高了临床有效率和治愈率。针刺治疗新病（病程在3个月内）极具特效，如果病程已久（超过半年）者，其治疗效果则会明显降低，因此抓住时机治疗极为关键，治疗越早，疗效越好。一般常用磁圆针、梅花针、三棱针及毫针等配合治疗。

七、过敏性鼻炎

曹某，男，38岁。患者阵发性打喷嚏、流清涕已3年余。患者3年前无明显原因出现阵发性打喷嚏，一般先出现鼻痒，继而喷嚏、流眼泪，严重时会出现眼睛发痒及流眼泪，多于晨起发作，尤以冬季发作频繁，症状加重。曾于多家医疗机构就诊，诊断为过敏性鼻炎，口服中西药物，及外用喷雾药，症状时轻时重，一直未愈，近半个月来因天气骤冷，症状较前明显加重，故来诊。检查：苔薄白，脉浮。诊断为过敏性鼻炎（鼻鼽）。

治疗

（1）梅花针：头部各经及背部膀胱经及夹脊穴，中度手法叩刺，叩至明显充血，每日治疗1次。

（2）火针：风池、大椎、肺俞、印堂、迎香。选用细火针，每周治疗2次。

（3）毫针：印堂、迎香、合谷、曲池、足三里、三阴交。每次留针40分钟，前1周每日治疗1次，后调整为隔日治疗1次。

经梅花针与毫针治疗5次，火针治疗2次，症状已明显缓解，继续按上法治疗，毫针再治疗10次，诸症消失。随访1年情况良好，未见复发。

按：过敏性鼻炎属于中医学"鼻鼽"之范畴，是时下高发性疾病，但目前尚无理想治疗方法，通过长期临床来看，针刺治疗有较好疗效，尤其新九针中几种针法配合运用，更能有效增强对本病的治疗效果。常以梅花针、三棱针、火针及毫针治疗，临床一般多以两种方法配合运用，严重者可 3 种方法配合运用，尤其以梅花针和毫针最为常用。

八、鼻窦炎

魏某，女，22 岁。鼻塞不通、流浊涕反复发作 1 年余，严重时伴有头痛、头晕等症状，以午前为重，午后为轻，每当感冒后症状加重。在当地县级医院就诊，通过拍片等检查，诊断为副鼻窦炎，服用药物治疗，但效果不显，因最近症状加重而来诊。诊断为鼻窦炎（鼻渊）。

治疗

（1）梅花针：头部各经循经施以中度叩刺，使充血即可，每日治疗 1 次。

（2）火针：通天、上星、印堂、迎香、颧髎、攒竹。每周治疗 2 次。

（3）毫针：印堂透攒竹、迎香透上迎香、颧髎透迎香、合谷、足三里、鱼际、内庭。每次留针 40 分钟，每日治疗 1 次。

经毫针治疗 5 次后头痛头晕消失，鼻腔已感通畅，轻微流浊涕，继续巩固治疗 5 次，诸症消失，随访半年未见复发。

按：鼻窦炎属于中医学之"鼻渊"范畴，《难经》《针灸甲乙经》《针灸资生经》《针灸大成》等经典医学著作中，均有相关治疗记载，可见本病经针刺治疗效果良好。若新九针中几种针法联合运用，可缩短病程，有效率及治愈率均明显提高。急性鼻窦炎以梅花针、三棱针及毫针为常用，慢性鼻窦炎以火针、锋钩针与毫针为常用，各种针法配合运用，标本兼治，疗效良好。

九、口腔溃疡

陈某，女，32 岁。口舌生疮 4 天，疼痛明显，饮食、喝水时疼痛加剧，患者难以忍受，曾用西瓜霜喷雾粉及口服维生素 C 等治疗，作用不明显，故来诊。检查：在舌尖、上颚及左侧口腔黏膜上均有绿豆粒大小的溃疡面，舌红，脉数。诊断为口腔溃疡。

治疗

火针：取用三头火针，将针烧红，迅速点刺各溃疡面，点刺后疼痛即明显缓解，3 天后点刺创面恢复正常。

按：口腔溃疡为常见病，发病率甚高，但尚无特效方法，针刺治疗有较好疗效，简单易施，作用快捷，一般 1~3 次即可治愈。在新九针中常以三棱针、火针及毫针为常用，轻者可仅用毫针，严重者可 3 种方法同时配合运用。

附录篇

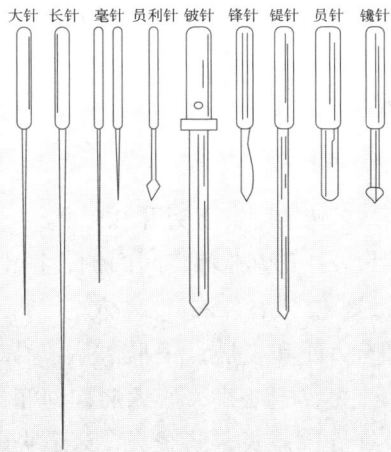

大针 长针 毫针 员利针 铍针 锋针 锃针 员针 镵针

附录一

师氏新九针特效用穴

一、师氏夹脊穴（左右共 44 穴）

颈夹脊（左右共 10 穴）

【定位】第 3 颈椎至第 7 颈椎，各棘突下旁开 0.5 寸。

【取穴】俯伏位或俯卧位，于颈椎棘突间两侧，正中线外侧 0.5 寸处取穴。自第 3 颈椎至第 7 颈椎，每侧 5 穴，左右共 10 穴。

【主治】治疗范围甚广，主治颈项部、胸背部、上肢部疾病，如咽喉肿痛、颈项部肌肉僵直、落枕、癫痫、肩周炎、头痛、气管炎、慢性咽炎、手指麻木、头晕、脊椎骨质增生等。

【操作】

（1）毫针：直刺 0.5~2 寸，采用滞针手法。

（2）细火针：点刺法，直刺至表皮下、真皮上，针 1~3 下。

（3）梅花针：用中度手法叩刺，每穴 5~15 下。

（4）磁圆梅针：用中度手法叩击，每穴 10~20 下。

（5）锋勾针：用勾刺法，每穴勾割 1~3 下。

【疗效】有卓效或显效。

胸夹脊（左右共 24 穴）

【定位】第 1 胸椎至第 12 胸椎棘突下旁开 0.5 寸。

【取穴】俯伏位或俯卧位，于胸椎棘突间两侧，正中线外侧 0.5 寸处取穴。自第 1 胸椎至第 12 胸椎，每侧 12 穴，左右共 24 穴。

【主治】主治五脏六腑病证和上肢、下肢、胸、背、腰、腹部疾病，如气管炎，感冒，咳嗽，胸闷，气短，冠心病，心绞痛，癫痫，各种胃肠疾患，肝、胆、胰腺疾病，急性肾炎，单纯性阑尾炎，膀胱炎，尿道炎，落枕，手指麻木，头晕，肺气肿，脊椎骨质增生，颈项强直，骨结核，骨髓炎，类风湿关节炎，脊柱炎等。

【操作】

（1）毫针：直刺 1~2 寸，采用滞针手法。

（2）细火针：点刺法、深刺法或留针法，直刺 0.5~1 寸。

（3）锋勾针：用勾刺法，刺入皮下肌肉中，勾割 1~6 下。

（4）梅花针：用中度手法叩刺 5~15 下。

（5）磁圆梅针：用中度手法叩击 10~20 下。

【疗效】有显效或卓效。如治疗骨结核、类风湿关节炎在胸夹脊用细火针点刺，其效尤佳。

腰夹脊（左右共 10 穴）

【定位】第 1 腰椎至第 5 腰椎，各棘突下旁开 0.5 寸。

【取穴】俯伏位或俯卧位，于腰椎棘突间两侧，正中线外侧 0.5 寸处取穴。自第 1 腰椎至第 5 腰椎，每侧 5 穴，左右共 10 穴。

【主治】腰腿痛、脊椎骨质增生、腹痛、腹胀、腹泻、习惯性便秘、水肿、腰背强痛、遗精、阳痿、赤白带下、耳聋、耳鸣、慢性胃炎、腿胀、腰椎间盘半脱位、坐骨神经痛及慢性阑尾炎等。

【操作】

（1）毫针：直刺 1~2 寸，采用滞针手法。

（2）火针：取用细火针或三头火针。细火针采用点刺法、深刺法或留刺法，直刺 0.5~1 寸；三头火针采用点刺法，直刺入表皮下、真皮上。

（3）锋勾针：用勾刺法，刺入皮下、肌肉中，勾割 1~3 下。

（4）梅花针：用中度手法叩刺 5~15 针。

（5）磁圆梅针：轻、中度手法叩击 10~20 下。

【疗效】有显效或卓效。如治疗阑尾炎，在第 4、5 腰夹脊（代替大肠俞、小肠俞）用锋勾针勾刺（每穴 5~6 针），可针到病除，有立竿见影之效；治疗骨结核、类风湿关节炎，在腰夹脊用细火针点刺，其效甚佳；治疗顽固性便秘，在第 4 腰夹脊配用支沟穴，用毫针针刺，采用滞针手法，不留针，其效如桴鼓；治疗肠鸣、腹泻，在第 4、5 腰夹脊用细火针点刺，往往有意想不到之疗效。

二、耳三针

【定位】耳上穴、耳中穴、耳下穴 3 穴，左右共 6 穴。耳上穴在耳轮最高点，耳中穴在耳轮中部，耳下穴在耳垂最下部。

【主治】热病，咽喉炎，扁桃体炎，眼疾。

【操作】

（1）毫针：针刺 1~2 分深。

（2）三棱针：点刺放血。

三、结核穴

【定位】在大椎左右旁开 3.5 寸。本穴是结核病的反应点，当有结核病时可在此处有明显的压痛，可作为各种结核病的辅助诊断穴位。

【主治】各种结核病。

【操作】

（1）毫针：直刺 0.5~1 寸。

（2）锋勾针：刺入 0.3~0.5 寸，勾割 1~2 针。

（3）火针：用细火针直刺 0.5~1 寸，刺 1~3 针。

（4）梅花针：轻、中度手法叩刺 5~15 针。

（5）磁圆梅针：轻、中度手法叩刺 10~20 针。

四、血压穴

【定位】第 6 颈椎下旁开 2 寸。

【取穴】本穴是血压不正常的反应点，当血压不正常时本穴区常有明显压痛，有压痛反应者针之最效。

【主治】高血压，低血压。

【操作】

（1）毫针：直刺 0.5~1 寸。

（2）锋勾针：刺入 0.3~0.5 寸，勾割 1~2 针。

（3）火针：用细火针直刺 0.5~1 寸，点刺 1~3 针。

（4）梅花针：轻、中度手法叩刺 5~15 针。

（5）磁圆梅针：轻、中度手法叩刺 10~20 针。

五、代秩边

【定位】在髂前上棘与股骨大转子中心点的连线划一等边三角形，在三角形的另外两边相交处即为本穴。

【取穴】患者侧卧，伸直下腿，屈上腿，上腿腘窝须屈 130°，躯体部稍向前胸倾斜。

【主治】

（1）下肢疾患：腓肠肌痉挛、下肢麻痹、坐骨神经痛、梨状肌损伤、小儿麻痹后遗症、腰肌风湿痛、脑血管意外后遗症、截瘫、格林－巴利综合征、末梢神经炎、下肢各种损伤、血栓闭塞性脉管炎等。

（2）泌尿、生殖、妇科疾患：膀胱炎、尿道炎、尿道痛、遗尿、尿潴留、痛经、带下、子宫脱垂、阴道炎、外阴白斑、阴痒、崩漏、月经不调、阳痿、前列腺肥大等。

（3）直肠、肛门疾病：便秘、肛周瘙痒、脱肛、大便失禁、排便困难、肛门痛等。

【操作】一般取用 3~5 寸毫针，根据患者的身体胖瘦而定。垂直刺入，针感即达下肢、足趾，用于治疗下肢疾患；针身斜向前倾斜（腹侧）10°，针感即达小腹及会阴部，用于治疗泌尿系统、生殖系统、妇科疾病；针尖斜向后（背臀侧）倾斜 10°，针感即达肛肠部，并有便意感。进针得气后，迅速用滞针手法，使针感速达病所，一般 1~2 分钟即可出针。

六、脐周四穴

【定位】在脐之正中向上、下、左、右各 1 寸处取穴，共 4 穴。

【主治】泄泻，肠鸣，痢疾，脐周疼痛，肠痉挛，腹胀，小儿暴痫。

【操作】直刺 5 分 ~1 寸，灸 7~10 壮。

七、颈臂

【定位】在锁骨上缘上方，内 1/3 与外 2/3 交界处直上 1 寸。

【主治】臂麻，指麻，肩臂痛，肩凝症，上肢瘫痪。

【操作】

（1）毫针：直刺 5~8 分。

（2）磁圆梅针：叩至局部微红。

附录二

《黄帝内经》中九针内容摘录

一、九针理论概述内容

《灵枢·九针论第七十八》曰："敢问九针焉生？何因而有名？岐伯曰，九针者，天地之大数也，始于一而终于九……故曰，一以法天，二以法地，三以法人，四以法时，五以法音，六以法律，七以法星，八以法风，九以法野。黄帝曰，以针应九之数，奈何？岐伯曰，夫圣人之起天地之数也，一而九之，故以立九野，九而九之，九九八十一，以起黄钟数焉，以针应数也。"

《素问·针解篇第五十四》曰："帝曰，余闻九针，上应天地四时阴阳，愿闻其方，令可传于后世以为常也。岐伯曰，夫一天、二地、三人、四时、五音、六律、七星、八风、九野，身形亦应之，针各有所宜，故曰九针。人皮应天，人肉应地，人脉应人，人筋应时，人声应音，人阴阳合气应律，人齿面目应星，人出入气应风，人九窍三百六十五络应野。故一针皮，二针肉，三针脉，四针筋，五针骨，六针调阴阳，七针益精，八针除风，九针通九窍、除三百六十五节气，此之谓各有所主也。"

《灵枢·九针论第七十八》曰："一者，天也。天者，阳也，五脏之应天者肺。肺者，五脏六腑之盖也。皮者，肺之合也，人之阳也。故为之治针，必以大其头而锐其末，令无得深入而阳气出。二者，地也。人之所应土者，肉也。故为之治针，必筩其身而员其末。令无得伤肉分，伤则气得竭。三者，人也。人之所以成生者，血脉也。故为之治针，必大其身而员其末，令可以按脉勿陷，以致其气，令邪气独出。四者，时也。时者，四时八风之客于经络之中，为瘤病者也，故为之治针，必筩其身而锋其末，令可以泻热出血，而瘤病竭。五者，音也。音者，冬夏之分，分于子午，阴与阳别，寒与热争，两气相搏，合为痈脓者也。故为治针，必令其末如剑锋，可以取大脓。六者，律也。律者，调阴阳四时而合十二经脉，虚邪客于经络而为暴痹者也。故为之治针，必令尖如氂，且员且锐，中身微大，以取暴气。七者，星也。星者，人之七窍。邪之所客于经，而为痛痹，舍于经络者也。故为之治针，令尖如蚊虻喙，静以徐往，微以久留，正气因之，真邪俱往，出针而养者也。八者，风也。风者，人之股肱八节也。八正之虚风，八风伤人，内舍于骨解腰脊节腠理之间，为深痹也。故为之治针，必长其身，锋其末，可以取深邪远痹。九者，野也，野者，人之节解皮肤之间也。淫邪流溢于身，如风水之状，而流不能过于机关大节者也。故为之治针，令尖如挺，其锋微员，以取大气之能过于关节者也。"

《灵枢·外揣第四十五》曰："夫九针者，小之则无内，大之则无外，深不可为下，高不可为盖，恍惚无穷，流溢无极，余知其合于天道、人事、四时之变也。"

《灵枢·九针十二原第一》曰："九针之名，各不同形：一曰镵针，长一寸六分；二曰员针，长一寸六分；三曰锓针，长三寸半；四曰锋针，长一寸六分；五曰铍针，长四寸，广二分半；六曰员利针，长一寸六分；七曰毫针，长三寸六分；八曰长针，长七寸；九曰大针，长四寸……九针毕矣。"

《灵枢·官针第七》曰："九针之宜，各有所为，长短大小，各有所施也。不得其用，病弗能移。疾浅针深，内伤良肉，皮肤为痈；病深针浅，病气不泻，反为大脓。病小针大，气泻太甚，疾必为害；病大针小，气不泄泻，亦复为败。失针之宜，大者大泻，小者不移。"

《素问·异法方宜论篇第十二》曰："南方者，天地所长养，阳之所盛处也，其地下，水土弱，雾露之所聚也。其民嗜酸而食胕，故其民皆致理而赤色，其病挛痹，其治宜微针。故九针者，亦从南方来。"

九针针刺类内容

《灵枢·官针第七十三》曰："用针之理，必知形气之所在，左右上下，阴阳表里，血气多少，行之逆顺，出入之合，谋伐有过……审于本末，察其寒热，得邪所在，万刺不殆，知官九针，刺道毕矣。"

《灵枢·九针十二原第一》曰："持针之道，坚者为宝。正指直刺，无针左右。神在秋毫，属意病者。审视血脉者，刺之无殆。方刺之时，必在悬阳，及与两卫。神属勿去，知病存亡。血脉者，在腧横居，视之独澄，切之独坚。"

《灵枢·九针十二原第一》曰："刺诸热者，如以手探汤，刺寒清者，如人不欲行。"

《灵枢·官针第七》曰："病在皮肤无常处者，取以镵针于病所，肤白勿取；病在分肉间，取以员针于病所；病在经络痼痹者，取以锋针；病在脉，气少，当补之者，取以锓针于井荥分输；病为大脓者，取以铍针；病痹气暴发者，取以员利针；病痹气痛而不去者，取以毫针；病在中者，取以长针；病水肿不能通关节者，取以大针；病在五脏固居者，取以锋针，泻于井荥分输，取以四时。"

《灵枢·九针十二原第一》曰："针各有所宜，各不同形，各任其所为，刺之要，气至而有效，效之信，若风之吹云，明乎若见苍天，刺之道毕矣。"

《素问·针解篇第五十四》曰:"虚实之要,九针最妙者,为其各有所宜也。补泻之时者,与气开阖相合也。九针之名,各不同形者,针穷其所当补泻也。"

《灵枢·九针十二原第一》曰:"刺之而气不至,无问其数;刺之而气至,乃去之,勿复针。"

二、九针治疗类内容

《素问·针解篇第五十四》曰:"九针通九窍。"

《灵枢·经筋第十三》曰:"治在燔针劫刺,以知为数,以痛为输。"

《素问·针解篇第五十四》曰:"一针皮,二针肉,三针脉,四针筋,五针骨,六针调阴阳,七针益精,八针除风,九针通九窍,除三百六十五节气。"

《灵枢·官针第七》曰:"病在皮肤无常处者,取以镵针于病所,肤白勿取。"

《灵枢·官针第七》曰:"病为大脓者,取以铍针。"

《灵枢·官针第七》曰:"病痹气痛而不去者,取以毫针。"

《灵枢·官针第七》曰:"病痹气暴发者,取以员利针。"

《灵枢·官针第七》曰:"病在脉,气少当补之者,取以锓针于井荥分输。"

《灵枢·官针第七》曰:"病在经络痼痹者,取以锋针。"

《灵枢·官针第七》曰:"病在分肉间,取以员针于病所。"

《灵枢·官针第七》曰:"病在中者,取以长针。"

《灵枢·官针第七》曰:"病水肿不能通关节者,取以大针。"

《灵枢·九针十二原第一》曰:"镵针者,头大末锐,去泻阳气。"

《灵枢·九针十二原第一》曰:"员针者,针如卵形,揩摩分间,不得伤肌肉,以泻分气。"

《灵枢·九针十二原第一》曰:"锓针者,锋如黍粟之锐,主按脉勿陷,以致其气。"

《灵枢·九针十二原第一》曰:"锋针者,刃三隅,以发痼疾。"

《灵枢·九针十二原第一》曰:"铍针者,末如剑锋,以取大脓。"

《灵枢·九针十二原第一》曰:"员利针者,大如氂,且员且锐,中身微大,以取暴气。"

《灵枢·九针十二原第一》曰:"毫针者,尖如蚊虻喙,静以徐往,微以久留之而养,以取痛痹。"

《灵枢·九针十二原第一》曰:"长针者,锋利身薄,可以取远痹。"

《灵枢·九针十二原第一》曰:"大针者,尖如梃,其锋微员,以泻机关之水也。"

《素问·刺疟篇第三十六》曰:"骺酸痛甚,按之不可,名曰胕髓病,以镵针针绝骨出血，立已。"

《灵枢·刺节真邪第七十五》曰："凡刺热邪越而苍，出游不归乃无病，为开通辟门户，使邪得出病乃已……刺热者用镵针。"

《灵枢·九针论第七十八》曰："故为之治针，必以大其头而锐其末，令无得深入而阳气出……一曰镵针者……主热在头身也。"

《灵枢·热病第二十三》曰："热病先肤痛，窒鼻充面，取之皮，以第一针，五十九刺，苛轸鼻，索皮于肺。"

《灵枢·热病第二十三》曰："热病先身涩，倚而热，烦悗，干唇口嗌，取之皮，以第一针，五十九刺。"

《灵枢·热病第二十三》曰："热病头痛，颞颥，目瘛脉痛，善衄，厥热病也，取之以第三针（即锓针），视有余不足。"

《灵枢·热病第二十三》曰："热病面青，脑痛，手足躁，取之筋间，以第四针（即锋针），于四逆。"

《灵枢·热病第二十三》曰："热病数惊，瘛疭而狂，取之脉，以第四针（即锋针），急泻有余者。"

《灵枢·热病第二十三》曰："热病身重而骨痛，耳聋而好瞑，取之骨，以第四针（即锋针），五十九，刺骨。"

《灵枢·热病第二十三》曰："热病，体重，肠中热，取之以第四针（即锋针）于其俞及下诸趾间，索气于胃络，得气也。"

《灵枢·热病第二十三》曰："热病夹脐急痛，胸胁满，取之涌泉与阴陵泉，取以第四针（即锋针），针嗌里。"

《灵枢·九针论第七十八》曰："二曰员针，取法于絮针，筒其身而卵其锋，长一寸六分，主治分间气。"

《灵枢·九针论第七十八》曰："人之所以成生者，血脉也。故为之治针，必大其身而员其末，令可以按脉勿陷，以致其气，令邪气独出。"

《灵枢·九针论第七十八》曰："三曰锓针，取法于黍粟之锐，长三寸半，主按脉取气，令邪出。"

《灵枢·九针论第七十八》曰："四曰锋针，取法于絮针，筒其身，锋其末，长一寸六分，主痈热出血。""故为之治针，必筒其身而锋其末，令可以泻热出血，而痼病竭。"

《灵枢·九针论第七十八》曰："五曰铍针，取法于剑锋，广二分半，长四寸，主大痈脓，两热争者也。"

《灵枢·九针论第七十八》曰："虚邪客于经络而为暴痹者也。故为之治针，必令尖如氂，且员其锐，中身微大，以取暴气……员利针，取法于氂，针微大其末，凡小其身，令可深内也，长一寸六分，主取痈痹者也。"

《灵枢·九针论第七十八》曰："邪之所客于经，而为痛痹，舍于经络者也，故为之治针，令尖如蚊虻喙，静以徐往，微以久留，正气因之，真邪俱往，出针而养者也……七曰毫针，取法于毫毛，长一寸六分，主寒热痛痹在络者也。"

《灵枢·九针论第七十八》曰："八正之虚风，八风伤人，内舍于骨解腰脊节腠理之间，为深痹也，故为之治针，必长其身，锋其末，可以取深邪远痹……八曰长针，取法于綦针，长七寸，主取深邪远痹者也。"

《灵枢·九针论第七十八》曰："九者，野也。野者，人之节解皮肤之间也。淫邪流溢于身，如风水之状而溜，不能过于机关大节者也。故为之治针，令尖如梃，其锋微员，以取大气之不能过于关节者也……九曰大针，取法于锋针，其锋微员，长四寸，主取大气不出关节者也。"

《素问·长刺节论篇第五十五》曰："治痈肿者，刺痈上，视痈小大深浅刺。刺大者多血，小者深之，必端内针为故止。"

《灵枢·寿夭刚柔第六》曰："久痹不去身者，视其血络，尽出其血。"

《素问·调经论篇第六十二》曰："视其血络，刺出其血，无令恶血得入于经，以成其疾。"

《灵枢·刺节真邪第七十五》曰："刺痈者，用铍针。"

《灵枢·终始第九》曰："重舌，刺舌柱以铍针也。"

《灵枢·四时气第十九》曰："徒㿈，先取环骨下三寸，以铍针针之。"

《灵枢·厥病第二十四》曰："足髀不可举，侧而取之，在枢合中，以员利针，大针不可刺。"

《灵枢·杂病第二十六》曰："膝中痛，取犊鼻，以员利针，发而间之。针大如氂，刺膝无疑。"

《素问·通评虚实论第二十八》曰："腹暴满，按之不下，取手太阳经络者，胃之募也，少阴俞去脊椎三寸傍五，用员利针。"

《灵枢·卫气第五十二》曰："气在胫者，止之于气街与承山、踝上以下。取此者用毫针，必先按而在久，应于手，乃刺而予之。"

《素问·缪刺论第六十三》曰："邪客于足少阳之络，令人留于枢中痛，髀不可举，刺枢中以毫针，寒则久留针，以月死生为数，立已。"